U0295275

老年慢性病居家护理指南

杨青敏 主编

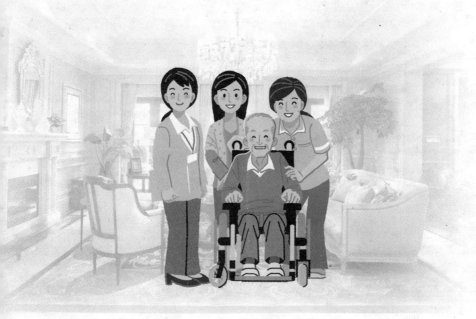

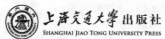
上海交通大学出版社
SHANGHAI JIAO TONG UNIVERSITY PRESS

内容提要

本书从呼吸系统、心血管系统、内分泌系统、泌尿系统、神经系统以及其他老年常见疾病这6大章节来讲述老年人群常见慢性疾病的护理。其中呼吸系统疾病包括肺炎、慢性阻塞性肺疾病、胸腔积液、支气管扩张、支气管哮喘、肺癌；心血管系统疾病包括病毒性心肌炎、高血压、冠状动脉粥样硬化性心脏病、起搏器的应用、心律失常、心脏衰竭；内分泌系统疾病包括甲状腺功能减退、甲状腺功能亢进、糖尿病足、血糖监测、低血糖、胰岛素的使用；泌尿系统疾病包括 IgA 申报、多囊肾、横纹肌溶解症、慢性肾盂肾炎、慢性肾脏病、肾病综合症；神经系统疾病包括癫痫、面神经炎、脑出血、脑梗死、帕金森病、偏头痛；老年其他常见疾病包括骨关节炎、老年骨质疏松、阿尔茨海默病、睡眠障碍和行为退化、老年抑郁症。

本书旨在通过理论与操作相结合的呈现方式，解读六大系统居家护理知识及技巧，以提高老年慢性病患者自我管理能力，提升健康水平。

图书在版编目(CIP)数据

老年慢性病居家护理指南/杨青敏主编. —上海:上海交通大学出版社,2017
ISBN 978 - 7 - 313 - 17300 - 3

Ⅰ.①老…　Ⅱ.①杨…　Ⅲ.①老年病－慢性病－护理－指南　Ⅳ.①R473 - 62

中国版本图书馆 CIP 数据核字(2017)第 109395 号

老年慢性病居家护理指南

主　　编：杨青敏

出版发行：上海交通大学出版社　　　　　　地　　址：上海市番禺路 951 号
邮政编码：200030　　　　　　　　　　　　电　　话：021 - 64071208
出版人：谈　毅
印　　制：上海天地海设计印刷有限公司　　经　　销：全国新华书店
开　　本：880mm×1230mm　1/32　　　　印　　张：7.25
字　　数：174 千字
版　　次：2017 年 10 月第 1 版　　　　　　印　　次：2017 年 10 月第 1 次印刷
书　　号：ISBN 978 - 7 - 313 - 17300 - 3/R
定　　价：38.00 元

老年慢性病居家护理指南

主　编　杨青敏

副主编　赵振华　刘庆芬　杨　雅

主　审　洪　洋　查　英

编　委　（按姓氏笔画排列）

　　　　　　王　婷　王璐彬　刘珊珊　乔建歌　李煜珍

　　　　　　陈爱珍　严翠丽　张　蕾　张　璐　杨　鹤

　　　　　　曹明节　黄春萍　曹健敏　董永泽　童亚慧

　　　　　　蒋勤慧　解　薇　刘晓庆

插　图　林　文

前　言

　　2014 年底,国家统计局公布,我国 60 周岁及以上人口超过 2.1 亿人,占总人口的 15.5%,65 周岁及以上人口超过 1.3 亿人,占总人口的 10.1%。同年,国家卫计委指出,我国 65 周岁以上老年人慢性病患病率达 53%左右,医疗费用支出是年轻人的 3 倍,占医疗总费用的 30%~35%。一方面,伴随着老龄化的快速进程,以及社会进步引发的人们健康意识的逐渐提高,老年慢性病人群以及他们的照顾者对健康知识的需求也越来越多。另一方面,未富先老,未老先病,未备先老,一体多病的现象越来越严重。因此,为了更好地帮助中老年慢性病患者了解疾病相关知识,掌握如何做好疾病的自我管理,本书对老年人群的多发病、常见病,比如糖尿病、高血压、心脏病等疾病进行梳理,根据多年来的临床护理经验,从疾病的治疗、药物、饮食、运动、居家康复等多个层面进行阐述,并尽量做到通俗易懂,融知识性、科学性、实用性于一体。同时,本书还对各种常见疾病可能涉及的护理操作进行详细解说,从而构成全面、整体的中老年慢性病患者的居家护理指南。

　　复旦大学附属上海市第五人民医院地处上海市闵行区,收治的患者中以中老年人为主。老年慢性病患者需要长期的治疗与护理,但医院社区家庭之间还存在着一定的脱节,没有实现真正的"无缝链接",这就导致老年慢性病患者出院后得不到及时有效的指导。我们在长期的临床工作中,一直关注这些患者出院后的需求。近几年,随着互联网的高速发展,我们探索建立了"医院—社区—家庭"三位一体的居家护理模式,旨在通过这样的方式让更多的中老年慢性病患者在医院、社区、家庭三者间的过渡过程中可以得

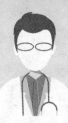

到连续的护理指导。同时，我们也以科普的形式为社区中老年人传递老年慢性病的疾病知识和自我保健知识。2015年，我们申请到了上海市科委的慢性病护理管理科普工作坊项目，在多个社区举办了老年慢性病的科普讲座；2017年，我院成为上海市老年慢性病管理科普教育基地，这将是我们今后为中老年慢性病患者提供护理指导的基础。

本书的完成凝聚着多位临床护理专家及科普志愿者的心血，感谢他们在工作之余花费大量时间用心写作，感谢他们的默默付出，感谢他们无私的奉献了自己的知识、经验和智慧。感谢科普志愿者们，用专业与爱为实现中老年慢性病患者的健康做出的努力。

本书可供护理工作者，特别是居家护理工作者、患者及其家属阅读，使中老年慢性病患者在社里家庭得到全身心全方位的护理指导。但由于编者水平有限，书中存在的疏漏谬误之处，恳请各位读者批评指正。

目　录

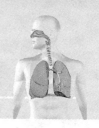

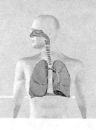

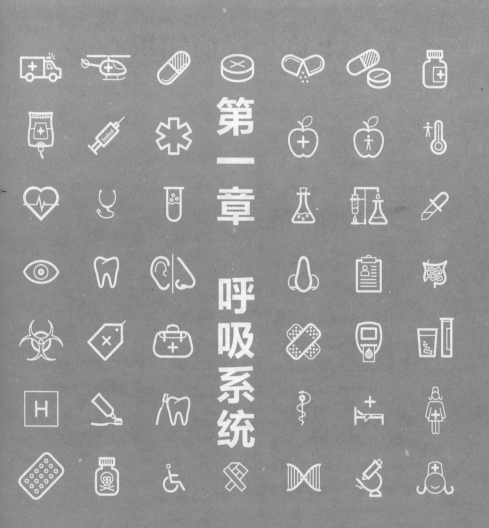

第一章

呼吸系统

上篇 疾病知识

第一节 肺 炎

一、肺炎简介

肺炎是指终末气道、肺泡和肺间质的炎症。主要症状为发热、咳嗽、咳痰和痰中带血,可伴胸痛或呼吸困难等。

二、肺炎患者的治疗

主要是抗感染治疗:

(1) 无基础疾病的社区获得性肺炎,常用青霉素类、大环内酯类、第一代头孢菌素和喹诺酮类药物。

(2) 有基础疾病或需要住院的社区获得性肺炎,常用第二、第三代头孢菌素,β-内酰胺类和喹诺酮类药物,还可联合广谱、大环内酯类或氨基糖苷类药物。

(3) 重症肺炎,首先应选择广谱的强力抗菌药物,并应足量、联合用药。

(4) 医院获得性肺炎常用第二、第三代头孢菌素、β-内酰胺类、β-内酰胺酶抑制剂、喹诺酮类或碳烯青霉类药物。

三、肺炎患者的护理

1. 健康教育

加强营养、增强体质。进食高蛋白、高维生素饮食,开展户外活动,进行

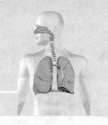

体格锻炼，尤其是加强呼吸功能锻炼，改善呼吸功能。易患呼吸道感染者，在寒冷季节或气候骤变外出时，应注意保暖，避免着凉。

2. 环境的调整

保持病室环境舒适、空气流通和适宜的温度、相对湿度；使患者尽量保持安静，以减少耗氧量，按医嘱使用抗生素治疗，并观察治疗效果。

3. 保持呼吸道通畅

密切监测生命体征和呼吸窘迫程度以帮助了解疾病的发展情况，帮助患者取合适体位，抬高床头 30°～60°角，以利于呼吸运动和上呼吸道分泌物排出；鼓励患者患侧卧位以减轻疼痛、减少咳嗽，帮助清除呼吸道分泌物；指导患者进行有效咳嗽，排痰前协助转换体位，同时予以轻拍背部（可五指并拢、稍向内合掌，由下向上、由外向内地轻拍背部），边拍边鼓励其咳嗽。

4. 氧疗法

氧疗法有助于改善低氧血症，气促、发绀者应给予吸氧治疗，同时评估和记录治疗效果。

5. 发热的护理

发热要采取相应的降温措施。发热可使机体代谢加快，耗氧量增加，使机体缺氧加重，故应监测体温，警惕高热惊厥的发生。

四、 肺炎患者的用药

遵医嘱使用抗生素，观察疗效和不良反应。

（1）应用头孢唑林钠（先锋霉素Ⅴ）：可出现发热、皮疹、胃肠道不适等不良反应。

（2）喹诺酮类药物（氧氟沙星、环丙沙星）：偶见皮疹、恶心等不良反应。

（3）氨基糖苷类抗生素：可能致肾、耳中毒，老年人或肾功能减退者应特别注意有无耳鸣、头晕、唇舌发麻等不良反应。

（4）患者一旦出现严重不良反应，应及时与医生沟通，并进行相应处理。

五、肺炎患者的饮食

（1）少量多餐，进食优质蛋白、高热量、高维生素的饮食。例如，蛋类、动物肝脏、糙米、玉米面、荞麦面、水果和蔬菜等，可多给予木耳、紫菜、海带、蘑菇等。

（2）忌烟酒、忌过咸食物：肺纤维化患者多数伴有气道高反应状态，烟、酒和过咸食物的刺激，易引发支气管的反应，加重咳嗽、气喘等症状。

六、肺炎患者的运动

建议尽量减少运动，多休息、多喝水，病情好转后，活动强度以运动后不累为宜。

七、肺炎患者的康复

多吃水果、汤汁，多吃鸡蛋。食物清淡，多补充水分和维生素 C，但注意不要一次吃得太多，蛋白质过多会引起消化不良。保持空气流通，每天开窗2～3次。

建议：适当运动，增强体质，提高自身的免疫力。增强免疫力需要维生素 D，鸡蛋和牛奶中含有维生素 D，补充维生素 C 也是需要的，可以防止

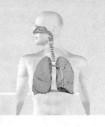

感冒。

第二节　慢性阻塞性肺疾病

一、慢性阻塞性肺疾病（COPD）简介

COPD是一种以气道和肺部炎症为主要发病机制，引起气道和肺部结构改变、黏液纤毛功能障碍等病变，最终导致不完全可逆性气流受限为特征的慢性肺部疾病。

COPD居全球死亡原因的第4位，居我国死亡原因的第3位，居农村死亡原因的首位。COPD可引起肺功能进行性减退，严重影响患者的劳动力和生活质量，从而造成巨大的社会经济负担。下列因素会导致COPD的发生。

1. 长期吸烟

在COPD众多病因中，大约有80%的危险因素是由吸烟引起的。我国的一项研究资料显示，吸烟人群COPD患病率为13.2%，显著高于不吸烟人群的5.2%。吸烟年龄越早，吸烟量越大，COPD患病可能性越高。与非吸烟者相比，吸烟者的呼吸道症状和肺功能异常的发生率高、每年FEV_1（即第1秒用力呼气量，是检测肺功能的有效指标）下降速率快，并且已患COPD的患者病死率更高。

2. 职业性粉尘和化学物质接触

从事采矿、采石、铸造、油漆、化工等职业的人罹患COPD的危险性增大，而且接触这些粉尘、化学物质的时间越长，呼吸道症状的发生率越高，患COPD的危险性越大。

3. 室内空气污染和生物燃料

在通风条件较差的室内,燃烧生物燃料进行取暖或烹饪,造成室内空气污染是导致 COPD 的一个很重要的危险因素,这一点在发展中国家的女性中尤为明显。

4. 反复呼吸道感染

呼吸道感染是 COPD 急性加重的主要诱发因素,反复呼吸道感染可导致肺功能下降,加速 COPD 的疾病进程。

二、COPD 患者的治疗

1. 稳定期治疗

主要目的是减轻症状,阻止 COPD 病情发展,缓解或阻止肺功能下降,改善患者的活动能力,提高其生活质量。

2. 急性加重期治疗

首先确定导致急性加重期的原因,最常见的原因是细菌或病毒感染,使气道炎症和气流受限加重,严重时可并发呼吸衰竭和右心衰竭。应根据病情严重程度决定门诊或住院治疗。

三、COPD 患者的护理

1. 氧疗护理

COPD 患者的氧疗指征(需长期吸氧的状况):

(1) $PaO_2 \leqslant 55$ mmHg 或 $SaO_2 \leqslant 88\%$,有或没有高碳酸血症。

(2) $PaO_2 55 \sim 60$ mmHg 或 $SaO_2 \leqslant 89\%$,并伴有肺动脉高压、心力衰竭所致的水肿或红细胞增多症。

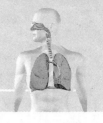

注:持续低流量吸氧 1～2 L/min,每天 15 h 以上,对 COPD 慢性呼吸衰竭者可提高其生活质量和生存率。

2. 氧疗注意事项

氧疗注意事项见本章下篇:操作指导——第一节:家庭氧疗。

3. COPD 患者的戒烟护理

1）吸烟的危害

吸烟危害健康已是众所周知的事实。全世界每年因吸烟死亡达 250 万人之多,烟是人类第一杀手。在有人吸烟的房间里,尤其是冬天门窗紧闭的环境里,室内不仅充满了人体呼出的二氧化碳,还有吸烟者呼出的一氧化碳,会使人感到头痛、倦怠,导致工作效率下降。有资料表明,长期吸烟者的肺癌发病率比不吸烟者高 10～20 倍,喉癌发病率高 6～10 倍,冠心病发病率高 2～3 倍,循环系统疾病发病率高 3 倍,气管炎发病率高 2～8 倍。

2）戒烟的时机

戒烟是目前能够改变 COPD 预后的有效方法之一。无论是对有气流受限而没有症状的患者,还是对于重度 COPD 患者都是适用的。不要以"现在开始戒烟已经晚了"这样的借口而放弃戒烟,因为虽然戒烟不能使肺功能恢复正常,但及时戒烟也能够明显延缓肺功能进行性下降的速率,进而降低患者的病死率。

3）戒烟的方法

可以在医生指导下,在戒烟同时使用减轻戒断症状的尼古丁替代法(如尼古丁口香糖、吸入剂、鼻喷雾剂、经皮贴片、舌下含片、糖块等),从而提高戒烟的成功率。

4. COPD 患者急性发作的发现及应对

COPD 患者如果出现:

（1）与平时相比感到气急加重。

（2）与平时相比痰量增多。

（3）与平时相比黏性痰变为黄色脓痰。

以上均提示，COPD 患者可能发生了急性加重，需引起重视。可指导患者进行缩唇呼吸，同时使用起效快的吸入型支气管扩张药及吸氧，并及时去院就诊。

5. COPD 患者的用药

一旦患上 COPD，受损的肺功能将很难恢复到正常水平。在疾病稳定期长期规律地用药治疗，可以预防 COPD 急性加重发生，减少其发生频率和降低其严重程度，改善健康状况，延缓肺功能下降的速率，从而延缓疾病进展。所以，COPD 患者在病情严重时用药治疗，而病情控制、症状稳定后就停止用药是错误的。

1）支气管扩张剂

支气管扩张剂是现有控制 COPD 患者症状的主要措施，常用的药物有以下几种。

（1）β_2 受体激动剂：具有松弛平滑肌，加强纤毛摆动，祛除黏液，改善运动过度引起的呼吸困难等作用。短效制剂如沙丁胺醇气雾剂，每次 $100\sim200\ \mu g(1\sim2$ 喷$)$，24 h 内不超过 $8\sim12$ 喷；长效制剂如沙美特罗，福莫特罗等，每日仅需吸入两次。此药不宜长期、单一、大量使用，应指导患者正确使用用雾化吸入器，从而保证药物的疗效。同时，观察患者用药过程中有无心悸、骨骼肌震颤、低血钾等不良反应。

（2）抗胆碱药：具有松弛平滑肌、减少痰液等作用，显效较 β_2 受体激动剂慢。短效药如异丙托溴铵，每次 $40\sim80\ \mu g$，每日 $3\sim4$ 次；长效药如噻托溴铵，每次吸入剂量 $18\ \mu g$，每日 1 次。

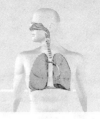

（3）茶碱类药物：具有松弛平滑肌、刺激呼吸肌的运动，对夜间症状有效，并且药效持久。短效药如氨茶碱，常用剂量为每次 100～200 mg，每日 3 次；长效药如缓释茶碱，常用剂量为每次 200～300 mg，每 12 h 用药 1 次。该药静脉注射时浓度不宜过高，速度不宜过快，注射时间宜在 10 min 以上，以防中毒症状发生。不良反应有恶心、呕吐、心律失常、血压下降和呼吸中枢兴奋，严重者可致抽搐甚至死亡。

2）糖皮质激素

糖皮质激素可降低患者对过敏原的敏感度。有吸入型糖皮质激素如贝洛米松、布地奈德、氟替卡松等，口服型糖皮质激素如泼尼松、甲泼尼龙等。吸入型对重度、极重度 COPD 急性发作疗效较好，但由于个体差异，应遵医嘱使用。吸入型药物治疗的全身性不良反应少，少数患者可出现声音嘶哑、咽部不适和口腔念珠菌感染，应指导患者吸药后及时用清水含漱口咽部，同时指导患者不得自行减量或者停药。

3）祛痰药

祛痰药种类有盐酸氨溴索、羧甲司坦、标准桃金娘油等，应遵医嘱使用。

6. COPD 患者的饮食

（1）呼吸做功增加可使热量和蛋白质消耗增多，导致营养不良，应指导 COPD 患者摄入高能量、高蛋白、高维生素的食物，如牛奶、鸡蛋、瘦肉、鱼虾、新鲜蔬菜和水果等。

（2）如果一次不能进食较多食物，一天可分 4～5 次进餐。

（3）餐后避免平卧，有利于消化。

（4）腹胀的患者应进软食，细嚼慢咽。

（5）避免进食产气类食物，如汽水、啤酒、豆类、马铃薯和胡萝卜等。

（6）避免进食易引起便秘的食物，如油炸、干果、坚果等。

7. COPD 患者的运动

（1）COPD 患者常因稍微活动就会感到气急而放弃运动，但为了防止体力的下降和肌肉（尤其呼吸肌）力量的萎缩，患者仍需要注意进行适当的运动，如散步、慢跑、气功、打太极拳等。

（2）潮湿、大风、严寒气候时避免外出。可根据个人身体状况选择适当的运动，以运动后心率不超过（170－年龄）为宜。如患者出现不适，应立即停止活动并使用起效快的吸入型支气管扩张药物。

8. COPD 患者的康复

（1）缩唇呼吸锻炼：见本章下篇：操作指导——第二节：缩唇呼吸练习。
（2）腹式呼吸锻炼：见本章下篇：操作指导——第三节：腹式呼吸练习。

第三节　胸腔积液

一、胸腔积液简介

胸膜的脏层和壁层之间存有一个潜在性腔隙，称为胸膜腔。正常情况下，胸膜腔两层胸膜间的宽度一般为 $10\sim20~\mu m$，内含浆液，每公斤体重为 $0.1\sim0.2~ml$，通常无色、透明，起润滑胸膜作用，它的渗出和再吸收处于平衡状态。任何因素造成其渗出增加和（或）再吸收减少，即出现胸膜腔内液体积聚，形成胸腔积液。

二、胸腔积液患者的治疗

胸腔穿刺抽液后可明确诊断疾病，还可解除肺及心、血管受压，改善呼吸，防止纤维蛋白沉着与胸膜增厚，使肺功能免受损伤。抽液后可减轻毒性

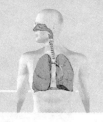

症状,体温下降,有助于被压迫的肺迅速复张。

方法:大量胸液者每周抽液 2～3 次,直至液体完全吸收(首次抽液＜600 ml,以后每次抽液＜1 000 ml)。

三、胸腔积液患者的护理

(1) 保持舒适安静的环境,减少不良刺激,保证患者充分休息。

(2) 鼓励患者说出疼痛的部位、范围以及疼痛的程度,与患者共同寻找减轻疼痛的方法,如分散注意力法,可听音乐、看书、读报,并指导患者交替使用减轻疼痛的方法。

(3) 患者取舒适体位,如端坐、患侧卧位。

(4) 指导患者有意识地控制呼吸,避免剧烈咳嗽。

(5) 指导患者避免剧烈活动或突然改变体位。

四、胸腔积液患者的饮食

(1) 日常饮食中应摄入充足的维生素,多吃一些富含维生素 A 的食物,如牛奶、胡萝卜、动物内脏、青蒜、空心菜等。

(2) 多食富含维生素 B_1 的食物,如豆芽、豌豆、花生等。但淀粉含量较高,或碳水化合物含量较高的食物,如土豆,需限制摄入量。

(3) 胸腔积液影响患者维生素 K 的吸收,应指导患者进食菠菜、圆白菜、菜花等富含维生素 K 的食物。

(4) 注意进食富含动物蛋白和蛋氨酸的食物,如鱿鱼、瘦肉、蛋类、豆类及豆制品等,避免进食高糖、高热量食物。

五、 胸腔积液患者的运动

鼓励患者积极参加各种适宜的体育锻炼,如打太极拳、打太极剑、练气功等,以增强体质,提高抵抗力。如果患者积液量不大,可让其自行吸收;若积液量大,可行抽液放水或胸腔闭式引流术,在此期间患者需半坐卧位休息,不可进行运动锻炼。

六、 胸腔积液患者的康复

胸腔积液恢复一般需较长时间且易复发,指导患者在恢复期应注意休息,避免过度劳累;注意饮食清淡,多饮水,禁烟忌酒,同时避免辛辣等刺激性食物的摄入。

第四节　支气管扩张

一、 支气管扩张症简介

支气管扩张(bronchiectasis)以局部支气管不可逆性解剖结构异常为特征。由于支气管及其周围肺组织慢性化脓性炎症和纤维化,使支气管壁的肌肉和弹性组织破坏,导致支气管变形及持久扩张,典型临床症状有慢性咳嗽,咳大量脓痰和反复咯血。

二、 支气管扩张症患者的治疗原则

(1) 保持呼吸道通畅。

(2) 积极控制感染。

(3) 积极预防与处理并发症,如咯血。

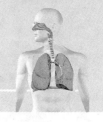

（4）必要时可行手术治疗。

三、支气管扩张症患者的护理

1. 清除痰液

支气管扩张患者的典型临床表现之一即是咳大量脓痰，若患者可自行咳出，则指导患者采取深呼吸、有效咳嗽的方法自行咳出，同时辅以背部叩击等方法，协助患者咳出痰液。

2. 生活护理

（1）急性感染期患者应卧床休息，有大咯血者应绝对卧床；缓解期患者可适当进行户外活动，但避免过度劳累。

（2）进食高热量、高蛋白质、富含维生素饮食，以补充消耗。

（3）指导患者保持口腔清洁、勤漱口，以减少感染并增进食欲。

3. 体位引流

患者痰液量过多时可采取体位引流的方法，协助患者排出痰液。在体位引流前需向患者解释引流目的及配合方法，其他注意事项见本章下篇：操作指导——第八节：体位引流。

4. 加强病情观察，预防并发症

密切观察咳嗽、咳痰、咯血情况，及时发现窒息等并发症并及时处理。

四、支气管扩张症患者的用药

（1）抗感染：轻度感染可选用氨苄西林、阿莫西林，第Ⅰ、Ⅱ代头孢菌素，氟喹诺酮类及磺胺类药物。重度感染：可选用第Ⅲ代头孢菌素联用氨基糖苷类药物，或第Ⅲ代头孢菌素联用甲硝唑。

（2）祛痰剂：根据痰培养结果选择抗生素祛痰剂，使痰液稀释，易于排出，如溴己新口服液、氯化铵、（溴己新片剂必嗽平）、沐舒坦。

（3）支气管扩张剂：扩张支气管，如氨茶碱、沙丁胺醇（喘乐灵）喷雾剂、异丙托溴铵（爱全乐）喷剂。

五、 支气管扩张症患者的饮食

饮食以清淡、营养丰富的食物为主，如小米、豆腐、白菜、白萝卜、胡萝卜、桃、葡萄、苹果、银耳、百合、荸荠、杏仁等，同时慎食或禁食辛辣刺激性食物、忌烟忌酒。

六、 支气管扩张症患者的运动

指导患者选择适宜的活动，如打太极拳、慢跑、轻重量器械训练等，量力而为。但急性期患者应以卧床休息为主。

七、 支气管扩张症患者的康复

指导患者掌握正确有效的咳嗽及排痰方法：

（1）排痰前，先清咳几次，使痰松动，再用口深吸一口气，屏气，稍停片刻，短促用力地咳嗽一两次，排出痰液。

（2）咳嗽时应短促有力，但并不需要剧烈咳嗽，如咳嗽时气体不是突然冲出，或在喉头发出假声都不是有效的咳嗽，既增加疲劳、消耗体力，又达不到目的。

（3）患病期间，避免到人多拥挤的公共场合，以免导致感染或加重刺激引起咳嗽。

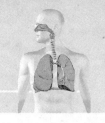

（4）保持居室内空气新鲜，定时通风。

（5）积极防治麻疹、百日咳、支气管炎及肺结核等急、慢性呼吸道感染。烟、酒刺激大，易致患者出现剧烈咳嗽，加重咳脓痰及咯血的发生，因此患者应戒烟、戒酒。

第五节　支气管哮喘

一、支气管哮喘简介

支气管哮喘与气道慢性炎症导致气道高反应性有关，表现为反复发作性的喘息、气急、胸闷或咳嗽等症状，常在夜间和（或）清晨发作、加剧，多数患者可自行缓解或经治疗缓解。

1. 支气管哮喘患者的典型症状

为发作性呼气性呼吸困难或发作性胸闷和咳嗽，伴有哮鸣音。

2. 导致哮喘患者恶化的因素

这些因素包括变应原（如二氧化硫，某些食物、添加剂、药物等）的刺激、吸烟、空气污染、呼吸道感染、运动和过度通气、气候变化等。

二、支气管哮喘患者的治疗

1. 哮喘的长期管理目标

（1）达到并保持控制症状。

（2）防止哮喘的间歇症状及发作。

（3）保持肺功能尽可能接近于正常水平。

（4）保持包括运动在内的体力水平。

（5）避免药物治疗的不良反应。

2. 哮喘的控制

（1）最少或没有症状。

（2）最少或罕有发作。

（3）无急诊情况发生。

（4）最低限度或者不需要使用 β_2 受体激动剂治疗。

（5）包括运动在内的活动不受限。

三、支气管哮喘患者的护理

（1）发病初期尽量卧床休息。保持室内空气清新，有充足的阳光照射，禁止吸烟。

（2）缓解期注意室内保暖，开窗通风宜选择比较温暖的午后，以免冷空气让患者受寒。

（3）进食清淡饮食，少量多餐。

（4）家属 24 h 陪伴，一方面可缓解患者的孤单感受，一方面可以随时观察病情，如发现患者面色发白、大汗淋漓等，应立即就医。

（5）指导患者避免再接触过敏原物质；加强锻炼，避免劳累。

四、支气管哮喘患者的用药

1. 用药原则

（1）支气管扩张剂不能逆转气道炎症、气道高反应性，仅用于缓解症状。

（2）抗炎药物是目前最有效的哮喘控制药物，糖皮质激素是最强的抗炎药。

（3）吸入型短效 β_2 受体激动剂为哮喘急性发作治疗的首选药物。

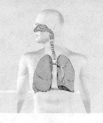

2. 观察疗效和不良反应

（1）糖皮质激素、β₂ 受体激动剂及茶碱类药物的疗效及不良反应见本章上篇：疾病知识——第二节：慢性阻塞性肺疾病。

五、支气管哮喘患者的饮食

饮食宜清淡，进食高蛋白富含维生素食物，少食多餐，避免刺激性食物。咖啡对支气管哮喘有部分缓解作用，可适当饮用。

六、支气管哮喘患者的运动

适当的运动可增强体质。根据各季节的特点，患者可有规律地做到：春季早起、夏天晚睡早起、秋季少户外活动、冬季防寒保暖。指导患者进行呼吸肌锻炼，如弯腰、扩胸等。

七、支气管哮喘患者的康复

（1）缩唇呼吸锻炼：见本章下篇：操作指导——第二节：缩唇呼吸练习。

（2）腹式呼吸锻炼：见本章下篇：操作指导——第三节：腹式呼吸练习。

第六节 肺 癌

一、肺癌简介

肺癌（lungcancer），又称原发性支气管肺癌，为起源于支气管黏膜或腺体的恶性肿瘤。肺癌发病年龄大多在 40 岁以上，由于早期诊断不足致使预后差。肺癌的病因包括以下几点：

（1）吸烟：吸烟是肺癌发生的罪魁祸首，大量调查资料表明肺癌发病率的增长与纸烟销售量增多呈平行关系。烟是极酸性物质，极易导致人体酸化，酸性体质易诱发癌症。

（2）职业因素和环境接触：长期与铀、镭等放射性物质，以及致癌性碳氢化合物、砷、铬、镍、石油、石棉、芥子气等物质接触易诱发癌症。

（3）空气污染：包括室内和室外污染。如室内被动吸烟、燃料燃烧和烹调过程中可能产生的致癌物；城市中汽车废气、工业废气、公路沥青存在的致癌物质。

（4）其他：如肺部慢性疾病、家族遗传以及免疫机能降低代谢活动内分泌功能失调等。

二、 肺癌患者的治疗

（1）手术治疗：早期肺癌患者一般手术切除可取得满意疗效，根治性手术切除早期肺癌，患者 5 年生存率可达 80％以上。

（2）放、化疗治疗：肺癌早期单一病灶切除后，在患者自身免疫耐受力良好的前提下可实施一个阶段的放、化疗进行巩固治疗，联合化疗效果要优于单一药物治疗。

（3）中医中药治疗：中医药治疗可贯穿整个肺癌早期治疗，不仅可弥补西医治疗的不足，还可与其他疗法联合应用提高疗效。

三、 肺癌患者的护理

1. 疼痛护理

（1）为患者提供整洁、舒适的环境。

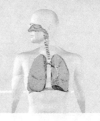

（2）协助患者采取舒适体位，可采取患侧卧位或半卧位，以减轻胸膜粘连对胸壁牵拉刺激，减轻疼痛。

（3）评估并记录患者每日疼痛次数、程度及耐受度，必要时使用止痛药。

（4）使用转移患者注意力法，如聊天、听音乐等，缓解患者的疼痛。

（5）经常与患者交流，耐心听取患者倾诉，给予适当安慰，减轻患者心理负担，提高痛阈，给予其必要的心理支持。

2. PICC 的护理

外周中心静脉导管（简称 PICC），它以安全、留置时间长、对日常生活影响少、有效地保护静脉等优点在肿瘤患者中得到较广泛的应用。

（1）PICC 带管患者可从事一般性日常工作和家务劳动，如洗漱、吃饭、洗碗等，但要避免使用置管侧手臂提重物，避免大幅度运动锻炼，以防导管移位。

（2）注意保持导管周围皮肤的清洁干燥，如发现贴膜有卷曲、松脱，贴膜下有汗液时，不要擅自撕下贴膜，应及时请护士更换。

（3）PICC 带管患者可以淋浴，但在淋浴前应使用保鲜膜在置管处缠绕两三圈，上下缘用胶布贴紧，淋浴后检查贴膜下有无进水，有潮湿需及时到医院更换敷料。

（4）至少每周对导管进行一次维护，包括冲管、换贴膜、换接头等。

（5）注意观察穿刺点周围有无红、肿、热、痛及渗液，如有异常应及时联络导管护士，以便及时得到专业的指导和帮助。

（6）不要穿着衣袖过紧的衣服，穿脱衣服动作要轻巧，先穿置管侧，脱衣则相反。睡眠时适当抬高置管侧手臂，避免长时间压迫置管肢体。

（7）一旦发生断管或导管长距离滑脱的危急情况，应保持冷静，立即停止手臂活动,在体外将导管的残留端反折压住,让家属陪同迅速前往医院处理。

四、 肺癌患者的用药

1. 化疗药物不良反应

(1) 局部毒性反应:静脉炎及组织坏死等。

(2) 胃肠道毒性反应:恶心、呕吐、食欲缺乏等。

(3) 骨髓抑制:严重的骨髓抑制可加重患者贫血、感染及出血的风险。

(4) 皮肤:化疗可能会导致头发脱落等,停止化疗后,头发会重新长出。患者应定时活动肢体、翻身擦背、按摩受压部位及骨隆凸处,预防压疮发生。

(5) 口腔感染:抗癌药物多为免疫抑制剂,患者常见口腔霉菌感染,一旦发生感染,应给予对症处理。

2. 放疗不良反应

放疗不良反应包括以下几点:

(1) 疲劳:放疗期间,人体耗费大量能量进行自我康复,因此,患者会自觉疲劳加重。

(2) 皮肤:放疗部位皮肤敏感,出现发红、发皱,甚至干燥。

(3) 其他:放疗还可能引起放射性食管炎、放射性肺损伤、心脏损伤等。

五、 肺癌患者的饮食

(1) 癌肿可使热量和蛋白质消耗增多,导致营养不良,因此,患者应摄入高能量、高蛋白、高维生素食物,如牛奶、鸡蛋、瘦肉、新鲜蔬菜和水果等。

(2) 少量多餐,若一次不能进食较多食物,1 天中可分 4~5 次进餐。

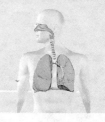

（3）餐后避免平卧，有利于消化。

（4）腹胀患者应进软食，细嚼慢咽。

（5）避免进食产气食物，如汽水、啤酒、豆类、马铃薯和胡萝卜等。

（6）避免进食易引起便秘的食物，如油炸食品、干果、坚果等。

六、 肺癌患者的运动

（1）肺癌患者在家运动时，应保持每天开窗通风。

（2）选择在暖和有阳光的房间内活动，可以绕着房间走，以自己身体感觉到不太疲劳、活动后身体微微发汗为宜。

（3）肺癌患者可以每天进行 3 次腹式呼吸锻炼，以逐渐改善肺功能情况。

（4）肺癌患者需注意不能进行剧烈运动和户外运动项目。

七、 肺癌患者的康复

（1）生活规律：处于康复阶段的患者，不但要积极治疗，还应有一个规律、宽松、充满乐趣的生活，从而增强对疾病的抵抗力。

（2）合理饮食：因为疾病导致营养消耗巨大，因此，一定要保证良好的饮食，以维持疾病给患者带来的消耗，提高和巩固疗效。

（3）适当锻炼：专家指出，合理的锻炼能够使患者恢复体力、改善残疾，还能使精神上有寄托，消除抑制悲观情绪。

（4）乐观情绪：专家指出，良好的心情对疾病的康复作用重大。因此，患者应放松情绪，积极配合医师进行检查和治疗。

下篇 操作指导

第一节 家庭氧疗

一、目的

纠正 COPD 患者缺氧状态,改善患者生活质量和精神状态;预防夜间缺氧,改善睡眠质量;预防肺心病和右心衰竭的发生,以及减少医疗费用和住院天数。

二、注意事项

(1) 合理选择吸氧时间,每日应给予 15 h 以上的氧疗。

(2) 注意控制氧气流量,一般为 1～2 L/min。使用氧气时,应先调节氧流量后应用。停用氧气时,应先拔除鼻导管或拿开面罩后再关闭呼吸机、制氧机或氧气筒。

(3) 注意用氧安全,做好"四防",即防震、防火、防热、防油。防震:氧气筒在搬运时应避免倾倒或撞击。防火、防热:氧气筒应放在阴凉处,周围严禁烟火及易燃品,至少距离明火 5 m,距暖气 1 m,以防引起燃烧。防油:氧气表及螺旋口勿上油,也不用带油的手装卸。

(4) 湿化瓶内可放入冷开水或蒸馏水等湿化液,液体量约为瓶身的1/2～2/3。每日更换湿化瓶和湿化液,每日消毒湿化瓶。

(5) 氧气筒内氧气勿用尽,压力表要至少保留 0.5 MPa,以免灰尘进入筒内,再充气时引起爆炸。

(6) 观察患者反应,如心率变慢、血压回升、呼吸平稳、皮肤红润温暖、

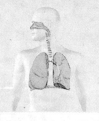

发绀消失,说明缺氧症状改善。如有不适,请及时与医院联系,出现机器使用问题,请及时与售后人员联系解决。

(7) 鼻导管、湿化瓶等应定期消毒,防止吸氧管污染和堵塞,有分泌物堵塞时,应及时更换,以保证氧疗的有效性和安全性。

三、流程

家庭氧疗流程,如图 1-1 所示。

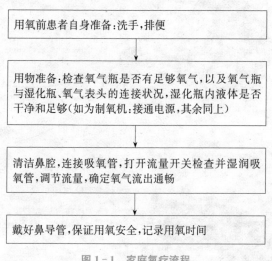

图 1-1　家庭氧疗流程

第二节　缩唇呼吸锻炼

一、目的

提高呼气末支气管内压力,防止小气道塌陷,有利于肺泡内气体的排出。

二、注意事项

（1）用鼻子吸气（见图1-2）；用嘴巴吐气，呼气时将口形缩小呈吹口哨状（见图1-3）。

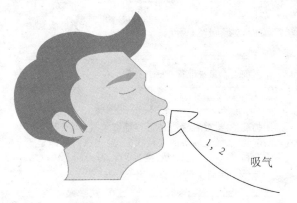

图1-2 缩唇呼吸吸气练习

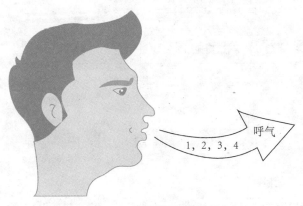

图1-3 缩唇呼吸呼气练习

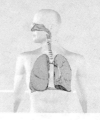

(2) 吸气与呼气时间比为 1：2。

(3) 呼气时间要长,每次吸气 2 s 左右,呼气维持 4～6 s。

(4) 每天练习 3～4 次,每次 15～30 min。

三、流程

缩唇呼吸锻炼流程,如图 1-4 所示。

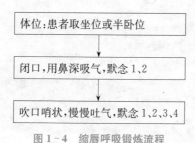

图 1-4　缩唇呼吸锻炼流程

第三节　腹式呼吸锻炼

一、目的

提高呼气末支气管内压力,防止小气道塌陷,有利于肺泡内气体排出,加强胸、膈呼吸肌的肌力,改善呼吸功能。

二、注意事项

(1) 呼吸要深长而缓慢,用鼻子吸气,用嘴或鼻呼气。

(2) 呼气时间要长,每次吸气 2 s 左右,呼气维持 4～6 s,呼气时将口形缩小呈吹口哨状;逐渐增加呼气的力度以能够吹动面前 30 cm 处竖起的白纸为宜。腹式呼吸方法,如图 1-5 所示。

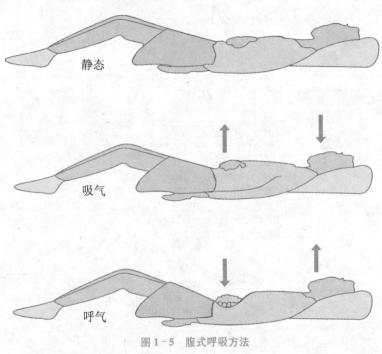

静态

吸气

呼气

图 1-5　腹式呼吸方法

(3) 每天训练 3~4 次,每次重复 8~10 次。

(4) 腹式呼吸会增加能量消耗,因此只能在疾病恢复期或出院前进行训练。

三、流程

腹式呼吸锻炼流程,如图 1-6 所示。

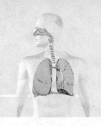

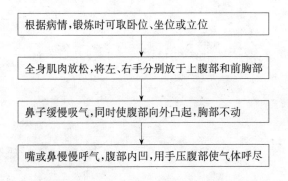

根据病情,锻炼时可取卧位、坐位或立位

全身肌肉放松,将左、右手分别放于上腹部和前胸部

鼻子缓慢吸气,同时使腹部向外凸起,胸部不动

嘴或鼻慢慢呼气,腹部内凹,用手压腹部使气体呼尽

图 1-6 腹式呼吸锻炼流程

第四节 布地奈德/福莫特罗(信必可都保)三步吸入法培训

一、目的

使患者充分掌握布地奈德/福莫特罗的使用方法,达到药物治疗的最佳效果。

二、注意事项

(1)吸入过程中保持药瓶垂直放置。

(2)用药时,先一个方向旋转到底,再向反方向旋转到底,听到一声"咔嗒"声,即完成装药。

(3)吸入药物后屏气 5 s 恢复正常呼吸后,必须漱口。布地奈德/福莫特罗(信必可都保)的使用方法,如图 1-7 所示。

布地奈德/福莫特罗三步吸入法

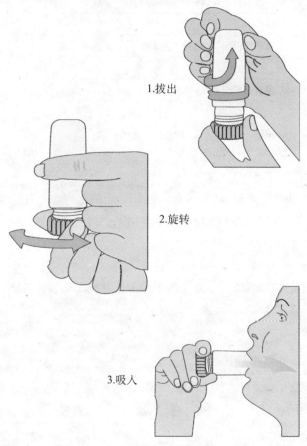

1.拔出

2.旋转

3.吸入

图1-7　布地奈德/福莫特罗的使用方法

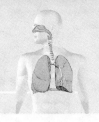

三、流程

布地奈德/福莫特罗的使用流程,如图 1-8 所示。

> **拔出**:旋松并拔出瓶盖,确保红色旋柄在下方,拿直药瓶

> **旋转装药**:握住底部红色部分和药瓶中间部分,向某一方向旋转到底,在相反方向旋转到底,即完成一次装药听到一声"咔嗒"声

> **吸入**:先呼气,再将吸嘴置于齿间,用双唇包住吸嘴用力深长吸气,然后移开继续屏气5 s后恢复正常呼吸

图 1-8　布地奈德/福莫特罗的使用流程

第五节　舒利迭准纳器使用方法

一、目的

使患者充分掌握舒利迭准纳器的使用方法,达到药物治疗的最佳效果。

二、注意事项

(1) 听到一声"咔嗒"声,即完成装药。

(2) 吸入药物后屏气约 10 s。

三、流程

舒利迭准纳器的使用流程,如图 1-9 所示。

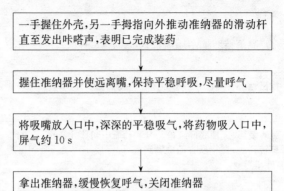

图 1-9　舒利迭准纳器的使用流程

第六节　肺癌疼痛的三阶梯疗法

一、目的

减轻肺癌患者疼痛,提高患者生活质量。

二、注意事项

(1) 遵循三级阶梯原则,逐级增加或更换药物。

(2) 遵循按时给药,并非是按需给药的原则。

(3) 避免加重疼痛的因素,如焦虑、紧张等情绪因素。

(4) 注意观察并记录用药的效果和不良反应。

(5) 配合非药物止痛方法,如疼痛时尽量深呼吸,取患侧卧位或半卧位,以减轻腹壁紧张;局部轻轻按摩;合理饮食(清淡、高蛋白、低脂、无刺激的易消化食物,不宜过饱,少量多餐),避免便秘加重疼痛等。

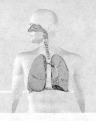

三、流程

肺癌疼痛的三阶梯疗法流程,如图1-10所示。

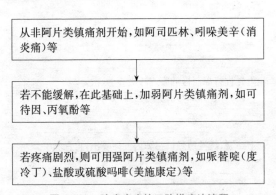

图1-10 肺癌疼痛的三阶梯疗法流程

第七节　有效咳嗽

一、目的

增加呼气压力,增强呼气流速以提高咳嗽的效率,促进有效排痰。

二、注意事项

(1) 适用于神志清醒、一般状况良好、能够配合的患者。

(2) 咳嗽前先进行深而慢的腹式呼吸5~6次。

(3) 咳嗽的同时收缩腹肌,或用手按压上腹部,增加腹压,咳出痰液。

(4) 因胸痛不敢咳嗽的患者,应采取相应措施防止因咳嗽加重胸痛,如胸部有伤口可用双手或枕头轻压伤口两侧;疼痛剧烈时可遵医嘱给予止痛药,30 min后再进行有效咳嗽。

三、流程

有效咳嗽的流程,如图1-11所示。

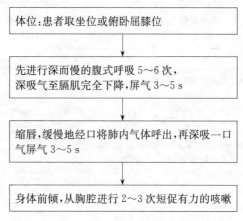

图1-11 有效咳嗽的流程

第八节 体位引流

一、目的

利用重力作用促使呼吸道分泌物流入气管、支气管,促使痰液的排出。

二、注意事项

(1) 根据病变部位不同协助患者取痰液易于流出的体位,原则上抬高病灶部位。

(2) 引流宜在饭前进行。引流时间可从每次5~10 min加到每次15~30 min,嘱患者间歇做深呼吸后用力咳痰,同时用手轻拍患部以提高引流

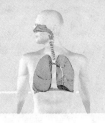

效果。

（3）每次引流结束，指导患者漱口清洁口腔，并记录排出的痰量及性质。

（4）为痰量较多的患者引流时，应注意将痰液逐渐引出，以防发生痰量过多涌出而窒息。

（5）引流过程中注意观察，若患者出现咯血、发绀、头晕、出汗、疲劳等情况，应及时终止引流；患有高血压、心力衰竭及高龄患者禁止体位引流。

三、流程

体位引流的流程，如图 1-12 所示。

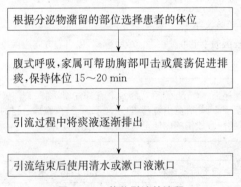

图 1-12　体位引流的流程

第九节　温水擦浴

一、目的

通过温度的传导、水分的蒸发等降低患者的体温。

二、注意事项

（1）擦拭过程中，若患者出现寒战、面色苍白等异常，应立即停止擦浴。

（2）高热患者可同时置冰袋于颈、腋、腹股沟等处，协助降温。

（3）不可擦拭胸前部，腹部、后颈部（对冷刺激敏感），以免引起不良反应。

（4）擦拭腋下、掌心、腹股沟、腘窝、脚心等部位时，用力可稍大，时间可稍长，增加降温效果。

三、流程

温水擦浴流程，如图 1 - 13 所示。

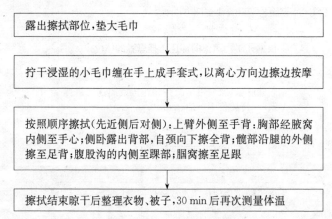

图 1 - 13　温水擦浴流程

第十节　无创呼吸机使用

一、目的

改善轻、中度呼吸衰竭患者的通气功能。

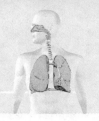

二、注意事项

(1) 开、关呼吸机顺序正确,管路连接正确,开机检测无报警,参数调试合理。

(2) 异常情况报警时应及时通知专业人员,无法处理的报警应立即脱机,并给予吸氧或人工辅助通气。

(3) 停机应严格按停机顺序操作:首先将呼吸机脱离,继续吸氧,再关主机、拔掉电源,最后整理用物,消毒管道。

(4) 若需较长时间连接面罩使用呼吸机,可在面罩下使用保护膜,预防面罩所致压疮。

三、流程

无创呼吸机使用流程,如图 1-14 所示。

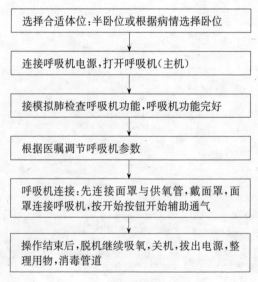

图 1-14 无创呼吸机使用流程

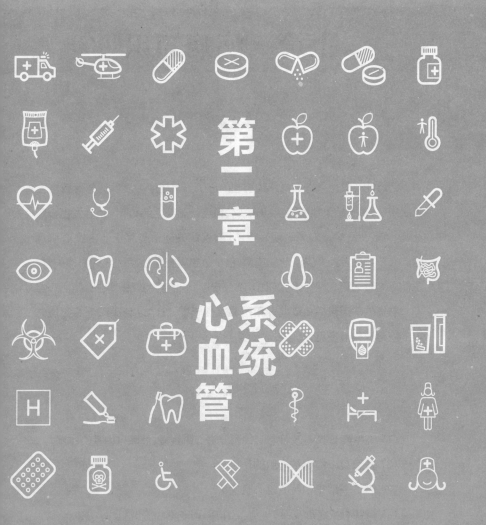

第二章

心血管系统

上篇 疾病知识

第一节 病毒性心肌炎

一、病毒性心肌炎简介

病毒性心肌炎是指病毒感染引起的心肌局限性或弥漫性的急性或慢性炎症病变,属于感染性心肌疾病。在病毒流行感染期约有 5% 患者发生心肌炎,也可散在发病。临床表现轻重不同,疾病的确诊有赖于心内膜心肌活检。大多数患者经适当治疗后痊愈,极少数患者在急性期因严重心律失常、急性心力衰竭和心源性休克死亡,部分患者可演变为扩张型心肌病。病毒性心肌炎的病因包括免疫差异和病毒直接感染,其中以肠道和上呼吸道感染的病毒感染最多见。

二、病毒性心肌炎患者的治疗

1. 药物治疗

(1) 维生素 C 具有改善心肌代谢促进心肌恢复、消除自由基的作用。

(2) 辅酶 Q10 有保护心肌的作用。

(3) 6-二磷酸果糖可改善心肌代谢。

(4) 黄芪有抗病毒及保护心脏的作用,可长期口服或肌注。

2. 纠正心律失常

按一般心律失常处理,有阿-斯综合征发作者,应及时安置人工心脏起搏器。

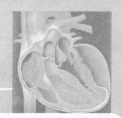

3. 心衰和休克的防治

重症病毒性心肌炎可并发心衰或休克,有心衰者应给予低盐饮食、吸氧,同时使用洋地黄类药物。对于顽固性心衰也可应用非洋地黄类正性肌力药物,如多巴酚丁胺,多培沙明,氨力农,米力农等药物。

对原发病毒感染,一些中草药如板蓝根,连翘,大青叶,虎杖等药物初步证实可能对病毒感染有效。

三、 病毒性心肌炎患者的护理

(1)卧床休息、保证充足的睡眠,减少心肌耗氧量,可促进心肌的恢复,急性期至少休息到退热后 3～4 周。

(2)注意保暖,防止感冒。

(3)长期期前收缩(早搏)者避免剧烈运动,生活规律,避免精神紧张。

(4)遵医嘱服药,不擅自停药。

四、 病毒性心肌炎患者的用药

用药的目的主要是抗病毒和营养心肌。包括抗病毒药物和维生素 C、辅酶 Q10、丹参等营养心肌的药物。

五、 病毒性心肌炎患者的饮食

(1)多食蔬菜、食含维生素 C 的水果,如橘子、番茄等。

(2)忌高盐饮食,心力衰竭患者食盐量应低于正常者一半。

(3)饮食宜高蛋白、高热量、高维生素。

(4)忌暴饮暴食,忌食辛辣、熏烤、煎炸之品。

（5）应戒烟戒酒。

六、病毒心肌炎患者的运动

（1）卧床休息早期，合理的休息极为重要。一般的心肌炎患者需卧床休息至体温下降后 3～4 周，有心力衰竭或心脏扩大者应休息 0.5～1 年，或至心脏大小、血沉正常之后。

（2）病毒性心肌炎恢复期，心功能正常、无明显的心律失常者，可参加适当的体育锻炼，如散步、气功等，以不感到疲劳及不适为度。

（3）不熬夜，不长时间工作学习。

七、病毒性心肌炎患者的康复

（1）在感冒流行季节或气候骤变情况下，要减少外出，出门应戴口罩并适当增添衣服，不宜去人群密集之处。

（2）发病前 1～3 周有上呼吸道或肠道感染，出现心悸、胸闷、胸痛等症状及时就医。

第二节　高血压

一、高血压简介

高血压是以体循环动脉血压升高为主要表现的临床综合征，是最常见的心血管疾病。收缩压≥140 mmHg（18.7 kPa）和（或）舒张压≥90 mmHg（12.0 kPa）为高血压的诊断标准。

40 岁以上、有吸烟史，是高血压的危险因素，胸闷，心悸是高血压的主要

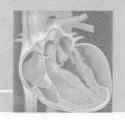

症状,若存在以上情况,需及早去医院就诊,以明确诊断并及时治疗。

二、 对高血压的认知误区

(1) 高血压是老年人得的病。不少年轻人认为,高血压是老年人得的病,与自己无关。其实不然。高血压在我国 6～18 岁的中小学生中发病率就已达到 8％,其中包括继发于其他疾病而出现的高血压。因此,对于有高血压家族史的年轻人,应定期测量血压,以便及早发现、及时治疗。

(2) 高血压没有症状就不用治疗。一般来说,大约有 50％的早期高血压患者完全没有任何症状,但这种高血压潜在危险更大! 这类人对高血压不敏感,因而往往忽视了治疗,直到出现心衰、脑出血等严重并发症后才去治疗。因此,只要明确诊断为高血压病,都应及时治疗。

三、 高血压的患者治疗误区

(1) 认为血压低于 140/90 mmHg 就可以了。受传统高血压防治观念的影响,多数人以为血压降至 140/90 mmHg 就足够了,然而,这种认识是不对的。研究资料显示,40～70 岁的成人,血压在 115/75～185/115 mmHg范围内,收缩压每增加 20 mmHg 或舒张压每增加 10 mmHg,心血管疾病危险增加 1 倍。血压越高,未来发生心肌梗死、心力衰竭、脑卒中和肾脏疾病的危险越大。因此,人们应尽量将血压控制在 135/85 mmHg 以下。

(2) 依照别人经验服用降压药。高血压病因复杂,临床分型多,每个人对药物的反应性、适应性和耐受能力各不相同,各种降压药的性能也各异。因此,不能用同一个固定的模式服药,而应坚持"个体化"的用药原则。如美托洛尔(倍他乐克)适用于心率较快、无心力衰竭和传导阻滞的高血压患者,但对那些心率较慢、心功能不全或伴有传导阻滞者则应该禁用。由此可见,高血压患者应在医生的指导下正规治疗,不可单纯依靠别人的经验服药。

四、健康知识

1. 饮食

见本章下篇:操作指南——第三节:高血压的饮食指导。

2. 控制体重

(1) 肥胖引起心脏负担加重,是冠心病、高血压、高血脂、糖尿病、中风等多种疾病的危险因素。

(2) 体重指数(BMI)＝体重(kg)/身高(m)^2;理想 BMI:18.5～23.9(kg/m^2)。

3. 运动

(1) 运动目标:每周 3～5 次,每次 30 min。

(2) 运动种类:有氧运动、伸展运动、增强肌肉的运动。有氧体力活动时,体内代谢有充足的氧供应,这类运动包括散步、游泳、慢跑,体操等。

(3) 运动过程:5 min 热身、20 min 运动、5 min 恢复。

(4) 运动强度:安全最高心率＝170－年龄。

4. 心理疏导

(1) 可适当培养生活兴趣,如听音乐、阅读、养花种草等,以分散注意力,减少孤独感,缓解焦虑、紧张的精神状态。

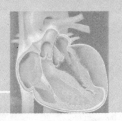

（2）向家人或朋友倾诉你的感受，减轻心理压力。

（3）学会换位思考，站在对方的角度来思考问题，有时会豁然开朗，理解了别人，也释放了自己。

第三节　冠状动脉粥样硬化性心脏病

一、冠状动脉粥样硬化性心脏病简介

冠状动脉粥样硬化性心脏病，是冠状动脉血管发生动脉粥样硬化病变而引起血管腔狭窄或阻塞，造成心肌缺血、缺氧或坏死而导致的心脏病，常常被称为"冠心病"。冠心病的发病有显著地区差异，北方省市普遍高于南方省市。患病率城市为 1.59%，农村为 0.48%，合计为 0.77%，近年来呈上升趋势。冠心病是美国和许多发达国家死亡原因的第 1 位，然而从 20 世纪 60 年代开始，美国冠心病的病死率呈下降趋势，主要是由于危险因素的控制和心肌梗死治疗的改善。

1. 冠心病患者的危险因素

（1）疾病因素：高血压、血脂异常、超重/肥胖、高血糖/糖尿病等。

（2）不良生活方式：吸烟、不合理膳食（高脂肪、高胆固醇、高热量等）、缺少体力活动、过量饮酒，以及社会心理因素。

2. 冠心病的诱发因素

季节变化、情绪激动、体力活动增加、饱食、大量吸烟、饮酒等。

二、冠心病患者的治疗

（1）生活习惯的改变：戒烟限酒，低脂低盐饮食，适当体育锻炼，控制体重等。

（2）药物治疗：抗血栓治疗，减轻心肌耗氧，缓解心绞痛，调节血脂、稳定斑块等。

（3）血运重建治疗：包括介入治疗（俗称"放支架"）、外科冠状动脉旁路移植术（俗称"搭桥"）。

三、冠心病患者的护理

1. 一般护理

（1）规律生活，按时作息，避免劳累及睡眠不足，因为睡眠剥夺是心绞痛发作的诱因之一。

（2）正确处理生活中的压力，不要让它们成为精神负担。

（3）不要过于疲劳，不去人多的歌厅、舞厅、游戏厅等光线闪烁，声音嘈杂的地方，以免受到刺激发作。

（4）室外要避免登高、戏水、驾驶等危险活动，外出时携带急救药物，以备发心绞痛时服用。

2. 急性期患者的护理

（1）急性期患者需绝对卧床休息，病情稳定后可在床上、床边、室内、室外逐步增加活动范围及活动量。

（2）饮食以低盐低脂、低胆固醇、低热量、易消化饮食为佳，多吃水果蔬菜，注意少食多餐，有心衰时注意控制钠盐及水分摄入，禁烟、酒、浓茶。

（3）正确合理服用药物。

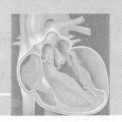

四、冠心病患者的用药

冠心病的常见药物及不良反应如表2-1所示,具体用药方法应根据医嘱执行。

表2-1 冠心病患者的常见用药

药品类别	药名	作用	不良反应
硝酸酯类	硝酸甘油 硝酸异山梨酯	扩张外周血管,增加血容量,减少回流量	
抗血小板	拜阿司匹林片 氯吡格雷	抑制血小板聚集,避免血栓形成	胃肠道刺激,胃溃疡慎用
β阻滞剂	美托洛尔	减慢心率,抑制心收缩力,减低自律性	哮喘、慢性支气管炎禁用或慎用
钙通道阻滞剂	硝苯地平控释剂 氨氯地平	通过阻碍心肌及血管平滑肌钙离子的膜转运,抑制钙离子向细胞内的流入,引起心肌的收缩性降低和血管扩张	
调脂药物	阿托伐他汀 普伐他丁	降低血浆胆固醇和脂蛋白水平,减少低密度脂蛋白的生成	活动性肝病或原因不明的转氨酶持续升高患者及对本品的任何成分过敏者、孕妇和哺乳期妇女禁用

五、冠心病患者的饮食

宜多吃新鲜蔬菜、水果,适当进食肉、蛋、鱼、乳类制品,禁服烈酒、浓茶和咖啡,不宜进食糖类食物及辛辣食物。

(1)总热量限制在标准量内,使体重维持在标准水平。

(2)提倡多食蔬菜水果,食用豆制品,食用液体植物油。

（3）尽量少吃动物内脏、肥肉、动物油及蛋黄。

（4）饮酒，不饮或少饮，总量控制在 30 ml/d。

六、 冠心病患者的运动

（1）项目：以有氧训练为主，包括步行、骑车、打太极拳或小负荷的力量练习。

（2）强度：身体较好、病情稳定、经常运动者，运动强度可达到最大心率的 70%～85%；体弱、缺乏运动的应以最大心率的 60%～75%为宜。

（3）持续时间：每次运动时间在 30～60 min。

（4）运动时间段：下午 16：00～18：00 点。

（5）运动频率：每周 3～5 次。

七、 冠心病患者的康复

日常生活中应注意的问题：

（1）外出离家时，确保携带硝酸甘油片或麝香保心丸。

（2）夜间排尿或门铃响时应缓慢起身，以防突然起身诱发心绞痛。

（3）洗澡、洗头时，水温不宜过高或过低，水温以 35～37℃为宜。洗澡时间不宜过长，每次不超过 30 min，以免加重心脏负担。

（4）选用坐式便器。便秘者及时用药，以免诱发心绞痛。

（5）睡前不宜吃东西，不喝太多水，服药后不要立即睡觉。

（6）被褥应宽松、松软；枕头不可太硬、太高。

（7）看电视时不要过分激动，不要长时间玩麻将、用脑，精神紧张、过分疲劳容易诱发心绞痛。

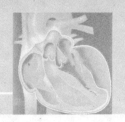

第四节　起搏器的应用

一、起搏器简介

1. 什么是起搏器

人们通常所说的起搏器,其实是指整个起搏系统。起搏系统由起搏器、起搏电极导线及程控仪组成,其中起搏器和起搏电极导线植入人体。起搏器在需要的时候向心脏发出微小的电脉冲,起搏电极导线由绝缘导线组成,负责向心脏传送微小电脉冲,刺激心脏跳动。

2. 起搏器的作用

人工心脏起搏器发出有规律的电脉冲,能使心脏保持跳动。当运行时,心脏跳动加速;当睡眠时,心脏跳动减慢。如果心电系统异常,心脏起搏器跳得很慢,甚至可能完全停止。

3. 植入起搏器的适应证

(1) 非同步型起搏器(固定频率型起搏器):仅用作心室起搏,治疗持久性第三度房室传导阻滞或作超速起搏,治疗异位快速心律失常。

(2) 同步型起搏器,又分为以下几种类型:

① 心室同步型起搏器,包括两种类型的调整方式,即心室抑制型按需起搏器(按需型起搏器)和心室触发型待用起搏器(待用起搏器)。

② 心房同步型起搏器:最适于患房室传导阻滞而窦房结功能良好的患者。

③ 房室顺序收缩型起搏器:又称双灶按需起搏。

④ 其他:程序可控性起搏器、自适应起搏器。

4. 起搏器分类

人工心脏起搏器根据起搏器携带方式,可分为三大类:体外携带式起搏器(经皮式起搏器)、体内埋藏式起搏器和半埋藏式起搏器(感应式起搏器)。

二、 起搏器术后护理

（1）术后 24 h 内绝对卧床，取平卧位或低坡卧位，禁止翻身；术后第 2 天可适当术侧卧位；术后 1 周内术侧肢体制动，并加强观察心律变化。

（2）术后恢复期进行肢体功能锻炼时要遵循循序渐进的原则，避免患侧肢体做剧烈重复的甩手动作、大幅度地外展、上抬及患侧肩部负重、从高处往下跳。如果出现肩部肌肉抽动，可能是导线脱离，应立即到医院检查。

（3）早期应保持局部敷料清洁干燥，如有敷料碰湿或脱落要及时更换。

（4）拆线后仍要保持局部皮肤清洁，不穿过紧的内衣，若术后出现局部红肿痛，甚至皮肤溃烂，同时伴有发热等全身症状，则要考虑感染的可能，应及时到医院检查治疗。

三、 安装起搏器患者的康复护理

1. 一般护理

（1）一般来说，安装起搏器患者，原有的头晕乏力等症状会随之改善，若术后持续出现上述症状，尤其是心室起搏患者，应到医院检查是否发生了人工起搏器综合征。一旦确诊，症状明显者需要更换心房同步或房室顺序起搏器。

（2）安置起搏术后是否需要继续服药取决于患者基础情况。起搏器只能解决心脏传导问题，若原来心功能较差或伴有其他的心脏疾患，仍应根据病情坚持服药，这样才可以有效地维护心功能，降低起搏器本身对心功能的影响。

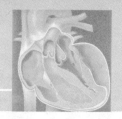

2. 肢体功能锻炼

（1）早期进行肢体功能锻炼有利于局部血液循环，有利于切口愈合，一般在拆线后即可开始锻炼计划。

（2）早期运动可能会有轻微的切口疼痛，这属正常现象。

（3）锻炼应循序渐进，逐渐加大幅度，如从抬臂、扩胸运动开始，至"爬墙"、手臂举过头顶摸到对侧耳垂等。

（4）尽早恢复正常肢体功能，是提高患者术后生活质量的保证。

3. 健康指导

一般来说，患者出院后起搏器的工作已趋向稳定，但很多患者时常担心起搏器会突然故障或停止工作，因此必要的解释是解除其心理压力的关键。

（1）告知患者电池的耗电是个缓慢过程，心脏不会突然停搏。

（2）若患者无意中进入了高压电磁场或不小心超越了手机与起搏器的安全距离时，可能出现一些异样感觉，严重情况下可能会引起心律失常。告知患者此时不必惊慌，尽快离开现场，起搏器就会很快恢复正常。

（3）若起搏器遭到严重撞击，或肢体过度负重时，起搏器会出现工作异常，甚至导线断离，此时患者可有不同程度的不适感。严重的起搏器依赖患者可能会出现黑矇、眩晕等症状，此时患者应立即停止活动，将患侧肢体制动，并携带好起搏器卡（记载着起搏器植入时间，类型等）尽快赶到医院，接受检查。

四、起搏器植入术后患者日常生活指导

（1）可适当做家务和正常工作；身体锻炼量力而行，如活动后出现头晕、黑矇、胸闷、乏力等请及时就医。

（2）教给患者正确测量脉搏的方法，了解固定频率；如低于起搏频率应立即去医院检查。

（3）生活规律、戒烟酒、严禁暴饮暴食；保持情绪稳定，保证睡眠质量，防止感冒。

（4）远离高压磁场的环境，如电视台发射站、雷达区、变电站、电焊场所等；看电视距离 1 m 远；手机应健侧使用；避免患侧听半导体收音机；下雨有雷电时，尽量在屋内不要往外出，以免干扰起搏器正常工作。

（5）患侧上肢半年内不能高于肩部，不能大幅度外旋、外展，以免电极脱落。若发现切口局部红肿及近期体温升高，应立即到医院就诊。

（6）因其他原因就医时应将安装起搏器情况告知医生，以免做其他检查或治疗时影响起搏器工作，如磁共振、电热疗法、磁疗、电烧灼术、放疗等。

（7）出院后按照医嘱继续服药。外出时随身携带起搏器保险卡，卡片注有患者姓名、年龄、安装起搏器的类型、型号、安装日期等，以便发生意外可就近检查。

（8）患者出院后定期复查，半年内每 1～3 个月后来院复查，以调整起搏器。

第五节　心律失常

一、心律失常简介

心脏正常激动起源于窦房结，沿着传导系统下传，在一定时间范围内依次抵达心房和心室，使心脏收缩和舒张。心律失常是由于心脏活动的起源和（或）传导障碍导致心脏搏动的频率和（或）节律异常。心律失常是心血管

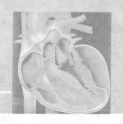

疾病中的一组重要疾病,它可以单独发病也可与其他心血管病伴发。心律失常的常见发病因素包括以下。

（1）各种器质性的心脏病:如先天性心脏病、冠心病、心脏瓣膜病、心肌炎、心包炎、心肌病和心内膜炎等。

（2）药物的影响:如非保钾利尿药、洋地黄类药物、肾上腺素、去甲肾上腺素等;抗心律失常药物如应用不当,也能导致心律失常。

（3）全身性或其他系统疾病:神经系统疾病、内分泌系统疾病、代谢疾病、创伤、手术、心脏导管检查等都可能引起心律失常的发生。

（4）其他:在情绪激动、惊吓、忧郁、饮酒、饮浓咖啡也会发生心律失常。健康的老年人比青年人更易发生心律失常。

二、心律失常患者的治疗

1. 药物治疗

药物治疗为心律失常的主要治疗方法。一般以口服药物为主,急性发作则采用静脉或气雾用药。

2. 电学治疗

心律失常的电学治疗近年来发展很快,既有紧急情况下的电复律,也有根治心律失常的导管消融。主要包括以下几种:

（1）电复律(同步或非同步)。

（2）电刺激法。

（3）安装起搏器。

（4）导管消融。

3. 手术治疗

三、 心律失常患者的护理

1. 一般护理

(1) 偶发、无器质性心脏病的心律失常，不需卧床休息，注意劳逸结合。

(2) 有血流动力学改变的轻度心律失常患者应适当休息，避免劳累。

(3) 严重心律失常患者应卧床休息，直至病情好转后再逐渐起床活动。

2. 用药护理

根据不同抗心律失常药物的作用与不良反应，给予相应的护理。

(1) 苯妥英钠可引起皮疹、白细胞(WBC)计数减少，故用药期间应定期复查 WBC 计数。

(2) 普罗帕酮易致口干、头痛等，故宜饭后用药。

(3) 奎尼丁可导致神经系统症状，同时可致血压下降、心电图发生改变，故给药时定期检查心电图、血压、心率，若血压下降、心率减慢或不规则时应暂停给药。

四、 心律失常患者的用药

心律失常常见药物的适应证与不良反应，如表 2-2 所示。

表 2-2　心律失常药物的适应证与不良反应

药物	适应证	不良反应
美西律	急、慢性室性心律失常(特别是 QT 间期延长着)常用于小儿先天性心脏病与室性心律失常	恶心、呕吐、运动失调、震颤、皮疹；心脏方面：低血压(发生在静脉给药)心动过缓、心律失常加重
普萘洛尔	甲状腺功能亢进、运动与精神因素诱发心律失常；心房颤动与扑动时减慢心室率，洋地黄中度引起心律失常	加重哮喘与慢性阻塞性肺病，间歇性的跛行、精神抑郁；心脏方面：低血压、心动过缓、充血性心衰、心律失常

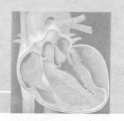

药物	适应证	不良反应
胺碘酮	各种室上性与室性快速性心律失常,包括心房扑动与颤动;心肌梗死后室性心律失常	转氨酶升高;心脏方面:心动过缓,促心律失常
普罗帕酮	各种类型室上性心动过速;室性期前收缩,难治性、致命性心律失常	晕眩、味觉障碍、视力模糊;胃肠道不适;可能加重支气管痉挛;心脏方面:加重心力衰竭。

五、 心律失常患者的饮食

1. 有益食物

（1）应进食富含维生素 B、维生素 C 及钙、磷的食物,以维持心肌的营养和脂类代谢。

（2）应多食用新鲜蔬菜及水果,如香蕉、甘薯、芹菜等,以供给维生素及无机盐,同时还可防止大便干燥。

2. 不宜食用的食物

（1）限制高脂肪、高胆固醇食物,如动物内脏、动物油、鸡肉、蛋黄、螃蟹、鱼子等。

（2）禁用刺激心脏及血管的物质,如烟酒、浓茶、咖啡及辛辣调味品。

（3）慎食胀气的食物,如生萝卜、生黄瓜、圆白菜、韭菜、洋葱等,以免胃肠胀气,影响心脏活动。

（4）限制盐及水的摄入。尤其是水肿患者,更应严格控制。

（5）有水肿和心力衰竭者,饮食中不得加盐和酱油,禁烟酒,不喝浓茶。

六、心律失常患者的运动

(1) 做一些力所能及的体力活动,但切忌活动过多、过猛,更不能参加剧烈活动。

(2) 选择缓慢、不过分用力的运动,如步行、慢跑、气功、打太极拳等。

(3) 不从事紧张工作,不从事驾驶员工作。

七、心律失常患者的康复

(1) 生活规律,保证充足的睡眠。严重心律失常者,不能一次工作时间太长,不能熬夜。

(2) 保持情绪稳定,不暴怒或吵架;看电视时间因控制在 1 h 左右,不看刺激性强、竞争性强的节目。

(3) 根据病情及医生的意见进行体育锻炼,不主张晨跑或做激烈的运动;重症心律失常者不能游泳。

(4) 严重心律失常患者不能从事驾驶员工作。

(5) 一次洗澡时间不能过长,水温不要过热。

(6) 自备速效救心丸等急救药物。

第六节 心脏衰竭

一、心脏衰竭简介

心脏衰竭,简称心衰,是指心脏不能搏出同静脉回流及身体组织代谢所需相称的血液供应。往往是由各种疾病引起心肌收缩力减弱,从而使心脏的血液输出量减少,不足以满足机体的需要,并由此产生一系列症状和体征。

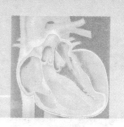

心衰的常见诱发因素包括以下几点：

1. 感染

感染是心衰常见的诱发因素，尤其是肺部感染、急性风湿热、感染性心内膜炎、各种变态反应性炎症和感染性疾病所致的心肌炎症均会直接损害心肌功能，加重原有的心脏疾病。

2. 心律失常

快速性心律失常如常见的心房颤动使心输出量降低，心动过速会增加心肌耗氧量，诱发和加重心肌缺血；严重心动过缓使心输出量下降。心律失常还会导致心房辅助泵作用丧失，使心室充盈功能受损。

3. 贫血与出血

慢性贫血患者心输出量增加，心脏负荷增加。大量出血使血容量减少，回心血量和心输出量降低，并使心肌供血量减少和反射性心率增快，心肌耗氧量增加，从而导致心肌缺血缺氧。

4. 其他

主要包括输血输液过多或过快。低血钾、低血镁和低血钙。洋地黄药物使用过量，利尿过度，心脏抑制药物、抗心律失常药物及糖皮质激素类药物引起水钠潴留等。

二、 心衰的分类

心力衰竭的病因繁多，分类标准不一，常用的有以下几种分类法：

1. 根据心脏的受损部位分类

（1）左心衰竭：主要是左心室搏出功能障碍，多见于冠状动脉粥样硬化性心脏病（冠心病）、高血压病、主动脉瓣狭窄或关闭不全、二尖瓣关闭不全等。

(2)右心衰竭:主要是右心室搏出功能障碍,见于肺心病、三尖瓣或肺动脉瓣的疾病,并常继发于左心衰竭。

(3)全心衰竭:左、右心都发生衰竭称为全心衰竭,见于持久的左心衰竭使右心负荷长期加重而导致右心衰竭;或心肌炎、心肌病等病变发生于全心而亦可引起全心衰竭。

2. 根据发病速度分类

(1)急性心力衰竭:发病急骤,常可伴有心源性休克。常见原因为急性心肌梗死,严重的心肌炎等。

(2)慢性心力衰竭:较常见,患者长期处于一种持续的心力衰竭状态,并伴有静脉淤血和水肿。常见原因为心脏瓣膜病、高血压病、肺动脉高压等。

三、 心衰的防治

1. 心衰的药物治疗

心衰常用药物的适应证及不良反应,如表2-3所示。

表2-3　心衰常用药物的适应证及不良反应

药物	适应证	不良反应
利尿剂	所有心衰患者有液体潴留或曾有过液体潴留者	①电解质丢失;②加重心衰;③低血压和氮质血症;④利尿剂抵抗
血管紧张素Ⅱ受体阻滞剂(ACEI)	①所有各阶段心衰;②起效慢,主要目的是减少死亡和住院	①低血压;②肾功能恶化;③高血钾;④咳嗽;⑤血管性水肿

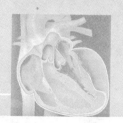

药物	适应证	不良反应
血管紧张素转化酶抑制剂（ARB）	ARB用于不能耐受ACEI者，适应证同ACEI	ARB注意事项同上
β受体阻滞剂	① 所有慢性收缩性心衰，② 纽约心脏病协会（NYHA）Ⅳ级心衰患者需待病情稳定	①使用前无明显液体潴留，利尿剂维持在最合适剂量；②低血压；③液体潴留和心衰恶化；④无力
地高辛	①应用ACEI(或ARB)、β受体阻滞剂和利尿剂后，心衰仍持续有症状，或重症心衰者；②伴有快速心室率房颤	①地高辛不能用于心率慢的患者，除非已按置永久性起搏器。②不良反应主要见于大剂量时
醛固酮拮抗剂	适用于中、重度心衰	高钾血症和肾功能异常

2. 心衰急性发作的应对

（1）快速洋地黄化：选用地高辛或毛花苷丙（西地兰）静脉注射；当不能肯定近期内是否用过洋地黄类药物时，可选用毛花苷丙。

（2）利尿：可选用呋塞米（速尿）或依他尼酸（利尿酸）静脉注射，消除水肿。

（3）镇静：首选吗啡皮下或肌内注射，此药有抑制过度兴奋的呼吸中枢的作用，可以缓解呼吸困难。

（4）吸氧：在氧气湿化瓶中装入50％～60％酒精，每次吸氧10～20 min，间隔15～30 min，重复1～2次，可使肺泡内的泡沫因表面张力减低而破裂，增加气体与肺泡壁的接触面积，改善气体交换。

（5）减少静脉回流：采取半卧位或坐位，两腿下垂以减少静脉回心血量。肾上腺皮质激素：有强心、抗醛固酮、对抗利尿激素的作用，可短期应用。

（6）血管扩张剂：乌拉地尔、硝普钠、硝酸甘油、酚妥拉明等可扩张血管，减少回心血量。

四、健康知识

1. 饮食

（1）少食油腻食物，多食蔬菜、水果。

（2）出现心力衰竭的患者，要控制食盐的摄入量。摄入量每天不超过2 g，注意避免隐性高盐食品，如皮蛋、酱菜、腌肉等。

（3）选择富含必需氨基酸的优质蛋白，如牛奶、瘦肉、淡水鱼等，但热量不可过高。

（4）避免饮用刺激性的饮料，如浓茶、咖啡、汽水等，同时戒烟戒酒。

（5）宜少食多餐，勿暴饮暴食，尤其是晚餐勿吃的过饱。

2. 运动

（1）做一些力所能及的体力活动，但切忌活动过多、过猛，更不能参加剧烈活动，以免心力衰竭突然加重。

（2）选择缓慢、不过分用力的运动，如步行、慢跑、气功、打太极拳等。对长期卧床的患者，要经常做深呼吸运动，并帮助和鼓励做肢体活动，特别是下肢活动，以预防肌肉萎缩。

（3）体育锻炼前，最好经医生全面体检，以便合理选择运动项目和掌握适度的运动量。

（4）体重监测：每天早起洗漱后称体重，用相同的秤、穿同样的衣服测量体重。若发现体重持续增加（如两天增加2 kg），或体重减轻并感到头晕，

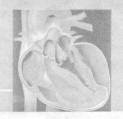

需立即入院治疗。

3. 预防感冒

在感冒流行季节或气候骤变情况下，要减少外出，或出门戴口罩并适当增添衣服，还应少去人群密集之处，避免发生呼吸道感染。

4. 病情观察

任何时候若发现身体或症状发生变化，尤其是有如下情况发生或出现新的症状时，应立即通知医生：

（1）活动后甚至平卧时呼吸困难。

（2）夜间阵发性呼吸困难。

（3）频繁干咳，尤其在平卧时。

（4）疲倦、乏力、晕倒或头晕眼花。

（5）脚、踝和腿部水肿。

（6）恶心、反胃、胸痛等。

下篇 操作指导

第一节 冠心病患者的运动指导

一、目的

（1）通过体育锻炼恢复体力、提高心脏功能，控制体重，降低血脂和血压。

（2）消除冠心病的诱发因素，减少复发的危险。

二、运动的适应证和禁忌证

1. 适应证

（1）Ⅰ期：患者生命体征稳定，无明显心绞痛，安静时心率<110次/次，无心衰、严重心律失常和心源性休克，血压基本正常，体温正常。

（2）Ⅱ期：患者生命体征稳定，家庭活动时无显著症状和体征。

（3）Ⅲ期：临床病情稳定者，如陈旧性心肌梗死、稳定型劳力性心绞痛、隐性冠心病、冠状动脉分流术和腔内成型术后、心脏移植术后或安装起搏器后。

2. 禁忌证

（1）凡是运动过程中可诱发临床病情恶化的情况都列为禁忌证，包括原发病临床病情不稳定或合并新临床症状。

（2）对运动锻炼不理解或不合作者不宜进行康复治疗。

（3）心绞痛发作3 d内，有心衰预兆、严重心律失常、心肌梗死后病况不

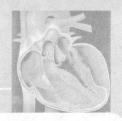

稳定或处于其他急性病发作者。

三、运动指导的内容

1. 运动项目

（1）以有氧训练为主，包括步行、骑车、爬山、游泳、打门球、打乒乓球和羽毛球等。有节律的舞蹈、中国传统的拳操等也是合适的运动方式。

（2）小负荷的力量练习。应选用节律较缓慢，能令上、下肢大组肌群适当活动的项目，如慢跑、太极拳、步行、骑车等。不宜进行强度过大、速度过快的剧烈运动。

2. 运动强度

冠心病运动处方中，靶心率强度越高，对心脏产生的刺激效应越高，效果越好。对于身体较好、病情稳定、经常运动的患者运动强度可以达到70％～85％最大心率。体质弱、缺乏运动的患者应该在60％～75％为宜。

3. 运动时间

每次运动时间在 30～60 min。患者参加运动一般选择在早上或晚上，地点应选择空气新鲜、环境优美的地方。

4. 运动频率

3～5 次/周，从小运动量开始，遵循缓慢柔和的原则，逐渐增加运动量，运动强度不宜过大，持续时间、频率因人而不同。

四、注意事项

（1）要选择适当的运动，既能达到训练效果，又容易坚持。

（2）运动前 2 h 内不饱餐或者饮用兴奋性的饮料。

（3）感冒或发热后要在症状和体征消失2 d以上才能恢复运动。

（4）患者要根据个人能力,定期检查和修正运动处方,避免过度训练。药物治疗改变时,要调整运动方案。参加训练前应进行身体检查。

（5）警惕症状。运动时如发现下列症状,应停止运动,及时就医:上身不适(包括胸、臂、颈或下颌,表现为酸痛、烧灼感、紧缩感或胀痛)、无力、气短、骨关节不适(关节痛或背痛)。

（6）训练必须持之以恒。

第二节 家庭自测血压

一、目的

指导高血压患者学会正确的测量血压方法,养成定时测量血压的习惯,并记录血压情况,为门诊医生用药及调整药物提供参考。对刚开始服药或最近调整用药的高血压病患者,通过自测血压,了解服药后的血压控制情况。

二、注意事项

（1）测量时应保持情绪平稳。如激烈运动后,应休息30 min后再测量,以保证测量结果的准确性。

（2）尽量保证每天在同一个时间点测量,测量的手臂也应选择同一侧。

（3）测量血压时可以坐着或平躺,但不能站着测量。测量时,手臂放松,放在桌面上或床上,血压计零点与心脏保持同一水平线。

（4）袖带绑在手肘上两横指处,松紧适宜(能放入一个手指)。

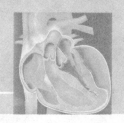

（5）听诊器放在手臂内侧搏动最强的地方。

三、流程

家庭自测血压的流程,如图 2 - 1 所示。

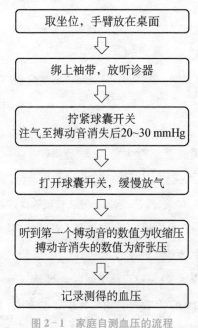

图 2 - 1　家庭自测血压的流程

第三节　高血压患者的饮食指导

一、目的

高血压是心脑血管疾病的罪魁祸首,许多高血压患者只注重药物治疗却不重视饮食治疗,常常导致治疗的失败。因此,在高血压患者治疗期间给予相应的饮食指导,使患者采取健康的生活方式和饮食习惯,有助于更有效的控制血压、延缓疾病的进展。

二、内容

(1) 控制热能的摄入:多食多糖类食物如玉米、小麦、燕麦等,少食葡萄糖、果糖、蔗糖等单糖。

(2) 限制脂肪的摄入:烹调时,选用植物油;少食胆固醇含量高食物,如动物内脏和蛋黄等。每日脂肪量限制在 40 g 以下,禁用油炸食物、肥肉猪油等。

(3) 适量摄入蛋白质:如酸牛奶、鱼类、豆类等。

(4) 多食含钾、钙、镁丰富而含钠低的食物,如土豆、茄子、海带、冬瓜、豆类及豆制品等;油菜、芹菜、蘑菇、木耳、虾皮、紫菜等食物含钙量较高。

(5) 规律饮食:定时、定量进食,宜少量多餐,每天以 4~5 餐为宜;不过饥过饱,不暴饮暴食,不挑食偏食。

(6) 限制盐的摄入量:每日应逐渐减至 6 g 以下(普通啤酒盖去掉胶垫后,一平盖食盐约为 6 g),包括烹调用盐及其他食物中所含钠折合成食盐的总量。禁用一切用盐腌制的食品。

(7) 超过标准体重者[标准体重(kg)=身高(cm)-105],摄取低热量和中等热量的均衡饮食以控制体重。补充优质蛋白质,1 g/(kg·d),如瘦肉,鱼肉等,鱼类蛋白具有降压及预防脑卒中的作用。

(8) 增加芹菜、白菜、水果等粗纤维食物的摄入,以预防便秘,因用力排便可使收缩压上升,甚至造成血管破裂。

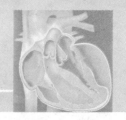

（9）戒烟限酒，避免刺激性饮料，如咖啡、浓茶、可乐等；每天最多饮白酒不超过 25 g。

三、方式和方法

（1）根据患者的健康状况、知识层次、文化因素等因素，采取不同的指导方式。

（2）集体授课：把患者集中在一起，采用口头讲解、提问回答、散发文字图册等方式进行指导。

（3）座谈式讲解：通过个别谈话，耐心解释患者的提问，针对个别病例逐项指导。

（4）要求患者能有效反馈健康教育内容。

第四节　自测脉搏

一、目的

（1）判断脉搏有无异常。

（2）动态监测脉搏变化，间接了解心脏情况。

（3）通过自我监测能够及时发现脉搏变化，协助诊断，为预防、治疗、康复、护理提供依据。

（4）提高患者自我护理的能力。

二、适应证

适应于心脏病患者、高血压患者、发热患者、甲亢患者等需要了解脉搏情况的所有人群。

三、自测的方法

（1）向患者解释自测脉搏的方法、要求，让患者取舒适体位，最好取坐位。

（2）指导患者将右手食指、中指、无名指指端表面放在左侧桡动脉处，压力大小以能摸到脉搏为宜（见图 2-2），正常脉搏计数 0.5 min，乘以 2 就是每分钟的脉搏；但脉搏不齐时计数 1 min。

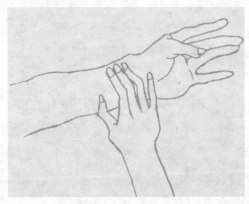

图 2-2　自测脉搏的方法

（3）最后记录脉搏。

四、注意事项

（1）测量时患者应保持安静，如测量前有剧烈活动，应休息 20 min 后再测。

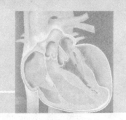

（2）不可用拇指诊脉，因拇指小动脉搏动易与患者的脉搏相混淆。

（3）如果发现脉搏短绌，应由两人同时测量脉率及心率 1 min。

（4）测量脉搏要选取患者的健侧肢体的桡动脉。

第五节　心功能不全的分期及活动

一、目的

针对患者心功能状态，反映病情的严重程度，能有效指导患者的日常活动。

二、分级及运动方法

（1）Ⅰ级：患有心脏病，但体力活动不受限制。可每天平地慢走，每天自行上下楼梯，楼层不超过 5 层。

（2）Ⅱ级：心脏病患者的体力活动受到轻度的限制。可每天床上活动，深呼吸、腹部按摩等，可每天自行上下楼梯，但不超过 3 层。

（3）Ⅲ级：心脏病患者体力活动明显限制。每天主动活动，床上坐起、站立以及平地行走，但以不引起不适为宜。

（4）Ⅳ级：心脏病患者不能从事任何体力活动。可适当进行主动运动，如扩胸运动，家属可对患者进行被动的踝泵运动。

三、流程

心功能不全患者的分期及活动流程，如图 2 - 3 所示。

运动前家属应评估患者状态，解释运动的目的及作用

Ⅰ级：每天平地慢走，时间控制在30~60 min，行程1 200~2 400 m，也可每天自行上下楼梯，楼层不超过5层

Ⅱ级：平地慢走，时间控制在5~30 min，行程200~1 200 m，也可每天自行上下楼梯，楼层不超过3层

Ⅲ级：每天床上坐起，时间控制在30~60 min，也可床旁站立，时间不超过10 min，也可每天平地慢走，时间在10 min之内，不超过400 m

Ⅳ级：扩胸运动，时间不超过5 min；每天床上坐起，时间30 min以内，每天在家属或器械协助下平地缓慢行走，时间不超过2 min，行程约5 m，家属帮助做踝泵运动，时间在10 min之内

家属应24 h陪护，以免体力不支造成跌倒，家属注意观察患者面色有无异常，运动不宜劳累，注意休息

图 2-3　心功能不全患者的分期及活动流程

第六节　心衰患者体位摆放

一、目的

心衰患者取端坐位、双腿下垂，可使回心血量减少，膈肌下降，胸腔容积扩大，肺活量增加，缓解呼吸困难。

二、注意事项

（1）保持房间安静，注意保暖。

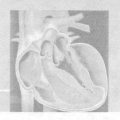

（2）端坐位时可在胸前放一支架桌，垫上软枕供其扶趴，减少体力消耗。

（3）长时间坐位要观察患者有无不适，防止因体力不支导致跌倒；不能长期坐位者可协助患者取卧位。

（4）心衰患者长期卧位易导致下肢静脉血栓形成及便秘，因此，应注意观察下肢有无肿胀、疼痛不适，指导患者适当增加活动量。

（5）局部受压皮肤经常按摩，防止压疮。

三、流程

心衰患者体位摆放流程，如图 2-4 所示。

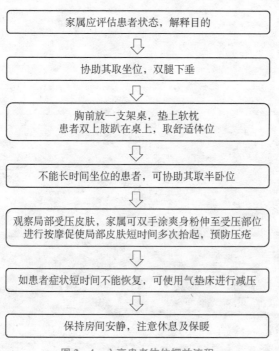

图 2-4　心衰患者体位摆放流程

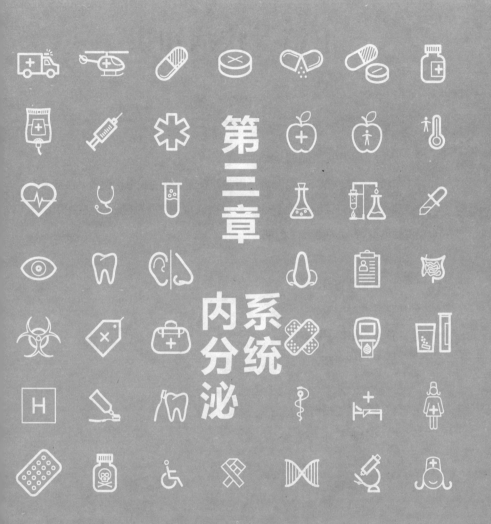

第三章

内分泌系统

上篇　疾病知识

第一节　甲状腺功能减退

一、甲状腺功能减退介绍

甲状腺功能减退，又称甲减，是由各种原因导致的低甲状腺激素血症或甲状腺激素抵抗而引起的全身性代谢综合征，其病理特征是黏多糖在组织和皮肤堆积，表现为黏液性水肿。

1. 甲减的分类

（1）药物性甲减。

（2）手术后甲减。

（3）^{131}I 治疗后甲减。

（4）特发性甲减。

2. 甲减的病因

（1）自身免疫损伤。

（2）甲状腺破坏。

（3）碘过量。

（4）抗甲状腺药物。

3. 甲减的高危人群

（1）中老年女性。

（2）孕期女性。

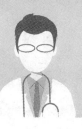

二、 甲减患者的临床表现

（1）一般表现：乏力、怕冷、反应迟钝、嗜睡、体重增加、月经不调、声音嘶哑、皮肤干燥。

（2）心血管系统：心动过缓、心输出量减少、心脏增大、心包积液。

（3）肌肉与关节：肌肉乏力、疼痛、萎缩。

（4）血液系统：贫血。

（5）消化系统：食欲减退、腹胀、便秘。

（6）内分泌系统：月经紊乱、溢乳。

三、 甲减的预防和早期诊断

（1）适当摄入碘。

（2）生活减压，即规律的生活方式。

（3）有症状定期复查，早发现、早诊断、早治疗。

四、 甲减患者的饮食治疗

（1）宜多吃具有抗甲状腺癌作用的食物：如茯苓、怀山药、香菇、猴头菇、无花果、茨菇、萝卜、菱、杏、魔芋、海参、海带及牛、羊肉等。

（2）宜多吃具有增强免疫力作用的食物：如甜杏仁、柿饼、芦笋、薏苡仁、甲鱼、乌龟、核桃、香菇、蘑菇等。

（3）宜吃具有健脾利水作用的食物：如核桃、黑大豆、怀山药、韭菜、荔枝、桑葚、青鱼、虾、鹌鹑蛋、石榴、梅子、薏苡仁、扁豆、魔芋等。

（4）忌肥腻、黏滞食物。

（5）忌坚硬不易消化食物。

（6）忌油炸、烧烤等热性食物。

（7）忌烟、酒及辛辣刺激性食物。

第二节　甲状腺功能亢进

一、甲状腺功能亢进介绍

甲状腺功能亢进，简称甲亢，是由多种病因导致甲状腺激素合成或分泌过多，引起以神经、循环、消化等系统兴奋性增高和代谢亢进为主要表现的一种临床综合征。典型表现为甲状腺激素分泌过多症候群、弥漫性甲状腺肿大和突眼征，最常见的疾病类型是 Graves 病（弥漫性毒性甲状腺肿）。

二、甲亢的临床表现

1. 甲状腺激素分泌过多综合征

（1）高代谢综合征：怕热、多汗、血糖升高、血胆固醇降低、体重下降。

（2）神经系统：兴奋、急躁易怒、注意力不集中、失眠、焦虑或烦躁，有时出现幻觉、多言好动、手震颤。

（3）心血管系统：心慌、胸闷、气短，活动后加重；心动过速，心率可达100～120 次/分，休息和睡眠时仍快。

（4）消化系统：食欲亢进、多食易饥、大便次数增多、消瘦。

（5）肌肉骨骼系统：肌无力、肌肉萎缩、消瘦、周期性瘫痪。

（6）其他：月经减少、闭经、阳痿、黏液性水肿、白细胞计数偏低、紫癜。

2. 甲状腺肿大

特点：弥漫性、对称性肿大。

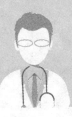

3. 眼征

(1) 分为单纯性(良性)突眼和浸润性(恶性)突眼。

(2) 单纯性突眼:多为双侧对称性。

(3) 浸润性突眼:眼球高度突出,活动受限,不对称,眼睑肿胀不能闭合;严重者眼球固定,畏光、流泪、复视、斜视,眼部胀痛刺痛、视力下降、视野缩小、角膜外露、溃疡或全眼球炎、失明。

三、 甲亢患者的护理

1. 一般护理

(1) 环境与休息:

① 保持环境安静、整洁、舒适,避免患者受强光和噪声刺激;

② 因患者怕热,应保证环境通风良好,保持室温凉爽而恒定,使患者得到充分休息;

③ 随时更换浸湿的衣服及床单,防止患者受凉。

(2) 饮食护理:

① 高热量、高蛋白、高维生素、矿物质及低纤维素饮食;

② 增加奶、蛋及瘦肉类优质蛋白摄入,两餐之间可增加点心;

③ 每日饮水 2 000～3 000 ml,补充丢失的水分;

④ 禁止摄入刺激性的食物及饮料,如浓茶、咖啡等;

⑤ 避免进食增加肠蠕动及导致腹泻的高纤维食物;

⑥ 避免服用海带、紫菜、海鱼等含碘高的食物;

⑦ 不喝可乐、雪碧等产气饮料。

2. 眼部护理

（1）佩戴眼罩或深色眼镜以防光线刺激，灰尘及异物侵害。

（2）常用眼药水湿润眼睛，避免眼睛过度干燥。

（3）睡觉或休息时，抬高头部，减少眶内液回流及球后水肿的发生。

（4）勿揉压眼球。

（5）定期眼科检查防角膜溃疡造成失明。

3. 心理护理

（1）观察患者的精神、情绪状态，关心患者。

（2）避免刺激性语言，鼓励患者表达自己内心的感受。

（3）指导患者进行自我心理调整，培养良好的生活习惯。

（4）保证患者充足的睡眠。

（5）鼓励患者积极参加团体活动，多与人交流，保持愉快的心情。

第三节　糖尿病足

一、糖尿病足介绍

糖尿病足是指糖尿病患者由于合并神经病变及各种不同程度末梢血管病变而导致下肢感染、溃疡形成和（或）深部组织的破坏。糖尿病足是糖尿病最严重的并发症之一。

1. 糖尿病足病的临床表现

（1）病变早期：以足部无诱因下出现疼痛、麻木最为常见。此期会出现各种疼痛的异常感觉，如针刺感、灼热感，偶感双足发凉冰痛，同时肢体也随之出现异常隐痛等症状。下肢供血不足时，抬高下肢会出现足部皮肤苍白；

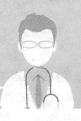

下垂时足部呈紫红,且足部发凉,足背动脉减弱或消失。

(2)病变晚期:糖尿病足晚期合并感染后,创口久久不愈,足部溃烂,进一步发展可出现坏疽、肌腱韧带及骨质坏死,最终不得不接受截肢而导致残废。

2. 糖尿病足病的特有表现

(1)下肢疼痛及皮肤溃疡:从轻到重表现为肢端刺痛、麻木、感觉迟钝或丧失、间歇跛行、下肢休息痛和足部坏疽。

(2)间歇跛行:患者行走时突感下肢疼痛难忍,以致不得不一瘸一拐地行走,这是下肢缺血的表现。

(3)休息痛:是下肢血管病变进一步发展的结果,休息时也因下肢缺血而疼痛,有时彻夜难眠。

3. 糖尿病足发生的主要原因

(1)周围血管病变。

(2)周围神经病变。

(3)感染。

4. 糖尿病足的分级

糖尿病足分级如表3-1所示,糖尿病足各级表现如图3-1所示。

表3-1 糖尿病足分级

Wagner 分级	
0 级	有发生溃疡的危险因素者,目前无溃疡
1 级	脚部皮肤表面溃疡,但无感染表现
2 级	较深的穿透性溃疡,常合并有软组织感染,但无骨髓炎或深部脓肿
3 级	深部溃疡常影响到骨组织,并有深部脓肿或骨髓炎
4 级	表现为缺血性溃疡并坏疽
5 级	全足坏疽

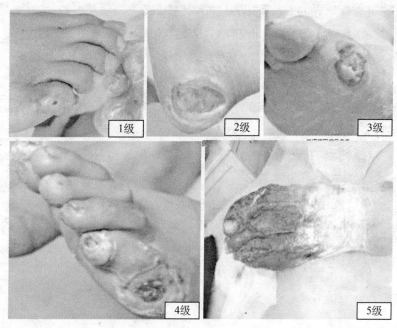

图 3-1 糖尿病足各级表现

二、识别糖尿病足高危患者

1. 糖尿病足的危险因素

（1）患有糖尿病病史已超过 10 年。

（2）因个人原因导致长期血糖控制不良。

（3）长期忽视正确选择鞋袜的必要性，轻视足部日常护理。

（4）曾经有过足部溃疡病史。

（5）已突显神经病变的某些症状，如足部组织局部麻木发凉，触觉、痛觉逐渐减弱，皮肤有异样症况等。

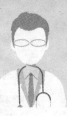

（6）已有糖尿病其他并发症。

（7）足部有严重的足骨畸形、胼胝。

（8）常年独自起居，有吸烟、酗酒嗜好，并长期忽视治疗护理。

（9）对糖尿病不重视，延误诊断。

2. 糖尿病足的好发部位

糖尿病足的好发部位，如图 3-2 所示。

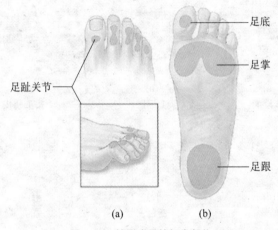

图 3-2 糖尿病足的好发部位

三、 糖尿病足患者的足部自我保健

1. 严格控制血糖

（1）严格控制高血糖，使血糖接近正常。

（2）严格控制高血脂，少食高脂食物。

（3）积极治疗高血压，使血压控制在 130/80 mmHg 左右。

（4）坚持每日运动，维持正常体重。

2. 每日足部日常检查

（1）重点检查足底、趾间及足部变形部位：检查时要保证有良好的光线。如果眼睛不好，可戴上眼镜；看不清楚时使用镜子或请人帮忙检查。

（2）检查内容：如图 3-3 所示。

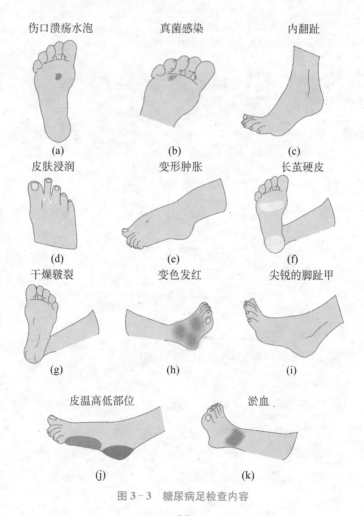

图 3-3　糖尿病足检查内容

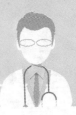

3. 每日足部日常护理

糖尿病患者的足部护理见本章下篇:操作指导——第三节:糖尿病糖尿病足部自我护理。

四、 糖尿病足患者鞋袜的选择

1. 鞋袜不当引起的足部伤害

(1) 不合适的鞋通常是引起拇囊炎、鸡眼、胼胝(老茧)、锤状趾等足病的根源。

(2) 不合适的鞋袜能快速的引起损伤,这些损伤的结果往往导致溃疡形成和截肢。

2. 鞋袜选择及穿着的注意事项

见本章下篇:操作指导——第二节:糖尿病患者鞋袜的选择。

3. 运动方式的选择

根据个人爱好可选择散步、慢跑、广播操、打太极拳、打乒乓球、游泳、滑冰、球类等,糖尿病足严重时不宜剧烈运动。

五、 糖尿病足的应急处理

若糖尿病患者足部不慎受伤,对于小伤口正确的处理方法是:

(1) 用清水或盐水清洗伤口。

(2) 轻轻拭干。

(3) 用医用敷料覆盖。

(4) 每日更换敷料。

提示:若伤口在 24～48 h 内没有好转迹象,或局部出现红、热、肿等表现,即使患者感觉不到任何疼痛,也应立即去医院进行处理。

第四节　血糖监测

一、血糖监测的意义

(1) 为调整治疗方案提供依据。

(2) 使血糖维持在接近正常而又安全的范围之内,预防并发症。

(3) 及时发现低血糖。

二、血糖监测的内容

1. 糖化血红蛋白

(1) 糖化血红蛋白(HbA$_1$C),是血糖监测的《金标准》。

(2) HbA$_1$C 水平反映患者近 2～3 个月的整体血糖控制水平,是平均血糖。

(3) HbA$_1$C 控制目标:HbA$_1$C<6.5%。

(4) HbA$_1$C 监测频率:治疗初每 3 个月一次,达标后每 6 个月一次。

(5) HbA$_1$C 不能反映血糖波动的情况,不能替代血糖监测

2. 手指血糖

(1) 手指血糖监测的时间点:

① 空腹/餐前:空腹血糖是指空腹 8 h 及以上的血糖;

② 餐后 2 h:以第 1 口进餐时间开始计算;

③ 睡前;

④ 夜间;

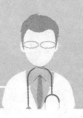

⑤ 有低血糖症状时；

⑥ 运动前后。

（2）手指血糖的控制目标，如表3-2所示。

表3-2　手指血糖的控制目标

时机	血糖(mmol/L)		
	理想	尚可	差
空腹	4.4~6.1	≤7.0	>7.0
非空腹	4.4~8.0	≤10.0	>10.0

（3）手指血糖的监测频率：

① 血糖控制差或危重者每日监测4~7次，病情稳定达到控制目标时每周监测1~2次；

② 开始胰岛素治疗者每日至少测5次，达到治疗目标后每日测2~4次；

③ 口服药物和生活方式干预的患者每周测血糖2~4次；

④ Ⅰ型糖尿病每日测3~4次；

⑤ 生病或剧烈运动前后应增加测量血糖的次数。

（4）血糖监测记录内容：包括测血糖的时间、血糖值、进餐情况及进餐时间、用药量及时间或胰岛素用量及注射时间、运动量及运动时间及一些特殊情况如：发热、腹泻等。

（5）测量手指血糖的正确步骤：如图3-4所示。

（6）测量手指血糖的注意点：

① 测量前用温水清洗双手并擦干；

② 用酒精消毒皮肤，并自然待干；

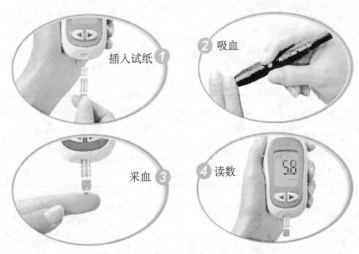

图3-4 测量手指血糖的正确步骤

③ 试纸号码与血糖仪开机号码相一致；

④ 采血前手臂下垂10～15 s，选择手指端的两侧采血（手指两侧神经末梢分布少，疼痛感小）；

⑤ 不要用力挤血；

⑥ 及时记录检测结果。

（7）引起血糖波动的因素：包括不合理的饮食和饮酒、过度运动、情绪波动、药物影响（口服药物及胰岛素等）以及某些应激情况，如发热、呕吐、腹泻等。

（8）测量血糖的误区：

① 早期测空腹血糖前吃药；

② 监测频率不合理；

③ 光测空腹血糖；

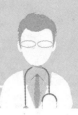

④ 血糖监测操作方法有误；

⑤ 随便找时间监测。

第五节 低血糖

一、低血糖的介绍

（1）非糖尿病患者，低血糖的标准为小于 2.8 mmol/L。

（2）糖尿病患者只要血糖值≤3.9 mmol/L 就属于低血糖的范畴。

（3）低血糖反应：患者有低血糖相应的症状和体征，但血糖值不低于 3.9 mmol/L。

二、低血糖的表现

低血糖发作时，患者可出现脸色苍白、出汗、手脚发抖等症状，同时患者还自觉四肢无力、心跳加快、头晕、头痛、饥饿、视觉模糊、疲劳等。

三、低血糖的原因

以下几种因素可能会导致糖尿病患者出现低血糖，包括：空腹饮酒、降血糖药物使用过量、进食过少、胰岛素注射部位改变及其他疾患的影响等。

四、低血糖的处理

低血糖是糖尿病患者最常见的并发症之一，因此，医务工作者有必要提高患者对低血糖的认识，指导患者低血糖的处理方法，使患者能够以及时纠正低血糖。低血糖的详细处理方法见本章下篇：操作指导——第六节：低血糖的处理。

五、低血糖的预防

低血糖对糖尿病患者身体健康有重大影响,因此,每位糖尿病患者应该做到以下几点,以预防低血糖的发生:

(1) 了解低血糖的危害,定时测量血糖,了解自身血糖情况。

(2) 掌握低血糖发作时的表现,随身携带糖果或其他含糖食物,以备食用。

(3) 随身携带《患者信息卡》,以便低血糖发作时可获得他人的及时救助。

第六节　胰岛素的使用

一、胰岛素的介绍

胰岛素是从胰腺中分泌出来的一种激素,也是人体内部最主要的、唯一的一种降糖激素。胰岛素就像一把钥匙,开启葡萄糖进入细胞的大门,只有进入细胞的葡萄糖才能为细胞提供动力,使人体具有正常的各种生理功能。糖尿病患者均存在胰岛素不足,因此糖尿病患者需要补充胰岛素,使血糖维持在正常的范围。

二、关于使用胰岛素的错误认识

在临床上,部分糖尿病患者担心使用胰岛素会成瘾,因此拒绝使用胰岛素治疗。"胰岛素会成瘾",这是一种错误的认识。

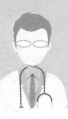

糖尿病主要分1型糖尿病和2型糖尿病,1型糖尿病患者体内缺乏胰岛素,2型糖尿病患者则是体内尚有胰岛素,但胰岛素不能完全发挥作用。因此,为了使这两种类型的患者体内的血糖维持在正常范围内,1型糖尿病患者要注射胰岛素,2型糖尿病患者可口服降糖药以刺激胰岛素的分泌。而对2型糖尿病患者而言,在疾病后期,由于长期血糖控制不理想或出现糖尿病相关并发症以后,胰岛素注射也成为最终的治疗手段。

三、胰岛素的适用人群

所有的1型糖尿病患者必须使用胰岛素治疗,2型糖尿病患者出现以下症状时也应使用胰岛素。

(1)不宜使用口服降糖药或口服药物原发或继发失效的患者且合并肝肾功能不全时。

(2)处于应急状态时,如严重感染、外伤、手术等。

(3)发生糖尿病急性并发症,如酮症酸中毒,高渗性昏迷等。

(4)糖尿病出现严重并发症,如心肌梗死、脑血管意外、糖尿病肾病、糖尿病视网膜病变等。

四、胰岛素的分类

1. 按来源分类

按胰岛素的来源可分为动物胰岛素(猪胰岛素、牛胰岛素)及人胰岛素。

2. 按作用时间分类

(1)速效胰岛素类似物:门冬胰岛素、赖脯胰岛素。

(2)短效胰岛素:优泌林R、诺和灵R、甘舒霖R。

（3）中效胰岛素：优泌林 N、诺和灵 N、甘舒霖 N。

（4）长效胰岛素：甘精胰岛素、地特胰岛素。

（5）预混胰岛素：优泌林 70/30、诺和灵 30R、甘舒霖 30R、优泌乐 25、优泌乐 50、诺和锐 30 等。

五、胰岛素的保存

（1）胰岛素笔芯一旦启封，可在 2～8℃环境中放置 28 d；特充胰岛素，甘精胰岛素可放置 42 d。

（2）未开封的胰岛素笔芯在 2～8℃环境中可保存两年半。在室温 25℃环境中，瓶装胰岛素、特充笔、甘精胰岛素可保存 6 周；胰岛素笔芯可保存 4 周。

六、胰岛素的储存及携带

（1）储存条件：避免日晒、不能冰冻、2～8℃冰箱冷藏。

（2）携带：避免阳光直射，避免使用干冰冷藏，避免长时间振荡，乘飞机时胰岛素要随身携带。

（3）注意事项：如胰岛素有雾样变稠、变色结晶现象，则不可再用；笔式胰岛素注射器拔下针头后才能放入冰箱，且不可放置在冰箱门上。

七、胰岛素的注射

1. 胰岛素注射时间

各胰岛素的起效时间不一，因此注射时间有一定的区别，具体如表 3 - 3 所示。

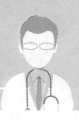

表 3-3 胰岛素注射的时间

胰岛素类别	胰岛素名称	起效时间/min	高峰时间/h	注射时间/min
速效	优泌乐 诺和锐	10~20	1~3	餐前 5 min 或进餐时
短效 R	优泌林 R 诺和灵 R 甘舒霖 R	30	1~3	餐前 30 min
	普通胰岛素	30~60	2~4	
中效 N	优泌林 N 诺和灵 N NPH	90	4~12	餐前 1h 或睡前
预混	优泌乐 25 诺和锐 30 诺和灵 30R	10~20	1~3	餐前 5 min 或进餐时
	诺和灵 50R 优泌林 70/30 甘舒霖 30R	30	2~8	餐前 30 min
长效	来得时 诺和平	120	无	每日固定时间

2. 胰岛素注射部位

(1) 注射部位的选择(见图 3-5、图 3-6):

① 腹部:腹部的皮下组织肥厚,可减少胰岛素注射至肌肉层的风险,同时,该部位也是身体吸收胰岛素最快的部位,短效胰岛素应首选腹部进行注射;

② 大腿:避开大腿内侧,注射时一定要捏起皮肤或使用超细超短型注射笔头;

③ 臀部:皮下层较厚,无须捏起皮肤也无注射至肌肉的风险,该部位适合注射中长效胰岛素;

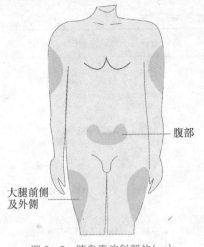

| 图 3-5 胰岛素注射部位(一) | 图 3-6 胰岛素注射部位(二) |

④ 上臂侧面:不适合自我注射。

(2) 注射部位的轮换:

① 相同部位间左右轮换,左边1周,右边1周;或部位对称轮换,一次左边,一次右边;

② 同一注射部位内区域轮换:从上次注射点移开约至少 2~3 cm,同时尽量避免在一个月内重复使用同一个注射点。

(3) 注射部位的检查:

① 每次注射前应检查注射部位,尤其是已经出现皮下脂肪增生的患者;

② 避开已出现疼痛、皮肤凹陷、皮肤硬结、出血、瘀斑、感染的部位;

③ 如发现皮肤硬结,应确认硬结的部位及大小,同时避开硬结进行注射。

八、 使用胰岛素的不良反应

(1) 低血糖反应:可随身携带糖果、饼干及患病信息卡来预防低血糖的

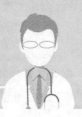

发生。

（2）过敏反应：发生过敏反应时应更换胰岛素种类。

（3）脂肪萎缩及脂肪增生：为预防脂肪萎缩及脂肪增生，注射胰岛素时应采用正确的注射部位轮换模式，针头不重复使用。

注意：定期用指尖或掌心轻按每一个注射部位，如感觉有肿块或表皮凹陷，应避免再在该部位注射。

九、 使用胰岛素的注意事项

1. 复温及摇匀

（1）复温：注射前 30 min 冰箱内取出胰岛素。

（2）混匀（预混胰岛素）：水平滚动 10 次，上下翻动 10 次，直至呈白色均匀的混悬液。

2. 皮肤消毒

（1）对注射部位使用 75％乙醇棉球消毒，待酒精风干后方可注射。

（2）不能使用碘酒或安尔碘消毒。

3. 胰岛素针头重复使用的危害

胰岛素注射针头应每次更换，不重复使用。重复使用同一个注射针头可能会导致注射疼痛、针头折断、皮下脂肪增生或针管堵塞致胰岛素剂量不准确等。

十、 运动疗法

1. 运动治疗的意义

运动治疗已被认可为糖尿病治疗的五架马车之一，适当的运动可提高胰岛素敏感性，减轻胰岛素抵抗，同时改善患者的心肺功能，促进全身代谢及血液循环，且有利于患者减轻体重、改善血脂情况，并适当的缓解轻中度高血压。

注意：在血糖＞14 mmol/L 或有酮体时，运动反而会使血糖升高！

2. 运动治疗的适应证

（1）病情控制稳定的 2 型糖尿病及稳定期的 1 型糖尿病患者。

（2）体重超重的 2 型糖尿病患者是运动治疗的最佳适应证。

3. 运动治疗的禁忌证

当出现以下情况时，糖尿病患者不宜运动：

（1）血糖极不稳定。

（2）出现严重的心脏疾患。

（3）血压极高：收缩压≥180 mmHg。

（4）合并严重的糖尿病并发症，如严重的糖尿病足、大量蛋白尿、肾功能不全、急性感染等。

4. 运动的类型

有氧运动及大肌肉群运动，可消耗葡萄糖，动员脂肪，刺激心肺。

5. 运动前的准备

运动前应到医院进行一次全面体检，以确保可以安全运动；同时，与医生共同讨论，目前的病情适合的运动类型及应注意的问题。

6. 运动治疗的组成

（1）运动前进行热身活动 5～10 min，如步行、打太极拳、保健操等。而后逐渐增加运动强度，以使心血管适应，并提高关节、肌肉的活动效应。

（2）运动应选低、中等强度的有氧运动，如步行、慢跑、游泳、跳绳等。

（3）运动后放松活动 5～10 min，如慢走、自我按摩等，可促进血液回流，防止突然停止运动造成的肢体淤血，导致回心血量下降引起昏厥或心律失常。

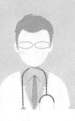

7. 运动的强度

老年人、伴有心血管并发症等身体状况不佳者可选择较小强度的运动，不同强度运动消耗 376 kJ（90 kcal）热量所需的时间不等：最轻度运动需持续 30 min，轻度运动需持续 20 min，中等强度运动需持续 10 min，强度运动需持续 5 min。不同运动方式所消耗的热量，如表 3-4 所示。

表 3-4　不同运动方式所消耗的热量

运动项目	每小时消耗的热量 （kcal/h）*	运动项目	每小时消耗的热量 （kcal/h）
坐着	100	慢慢地游泳	300
站着	140	中等速度行走	300
整理床铺	135	打羽毛球	350
做家务	150～250	跳舞	350
散步	210	打保龄球	400
扫院子里的树叶	225	中等速度骑自行车	660
拔草	300～400		

* 1 kcal = 4.18 kJ

8. 运动的时间和频率

见本章下篇：操作指导——第五节：糖尿病的运动治疗。

9. 运动的注意事项

见本章下篇：操作指导——第五节：糖尿病的运动治疗。

10. 运动时低血糖的处理

若再运动过程中出现头晕、心慌、出冷汗等低血糖症状，应立即做到：

（1）立即停止运动、坐下休息。

（2）立即进食果汁、糖果、饼干等；若无法获得食物应立即向他人求助。

（3）事后注意找出发生低血糖的原因，预防再次发生。

下篇　操作指导

第一节　手指血糖的测量

一、目的

帮助糖尿病患者及时全面地掌握血糖的控制情况,同时也为指导患者合理饮食、运动及调整用药提供科学依据。

二、注意事项

(1)平日注意保持血糖仪的清洁干净,灰尘、杂物等污染时会影响测试结果的准确性;不使用酒精或其他有机溶剂擦拭测试区,以免损伤其光学部分。

(2)检查血糖仪和试纸是否匹配,需在测量前根据试纸的编号调整仪器。

(3)注意试纸的保质期,过期不可使用。

(4)血糖试纸必须保存在原装的试纸筒内,并放在阴凉、干燥处。用时取出一张试纸后立即盖紧,以免受潮后影响测试结果的准确性。试纸一旦受潮,必须更换。

(5)第一次使用时、每次使用新的一瓶试纸时、怀疑仪器或试纸出现问题时,均应校准血糖仪。

(6)采血前评估老人的手指指端血运情况及是否有疼痛、硬结等情况,选择合适的指端进行操作。

(7)采血前要对指端进行消毒,采血动作轻、稳、熟练,不可挤压针

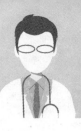

刺处。

(8) 测量完毕后及时告知老人血糖值,并帮助老人记录血糖值。

三、流程

测量手指血糖的流程,如图3-7所示。

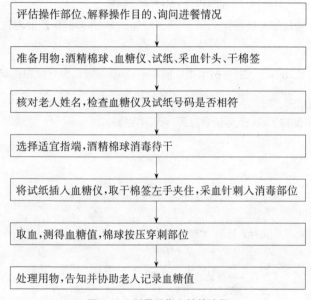

评估操作部位、解释操作目的、询问进餐情况

↓

准备用物:酒精棉球、血糖仪、试纸、采血针头、干棉签

↓

核对老人姓名,检查血糖仪及试纸号码是否相符

↓

选择适宜指端,酒精棉球消毒待干

↓

将试纸插入血糖仪,取干棉签左手夹住,采血针刺入消毒部位

↓

取血,测得血糖值,棉球按压穿刺部位

↓

处理用物,告知并协助老人记录血糖值

图3-7 测量手指血糖的流程

第二节 糖尿病患者鞋袜的选择

一、目的

预防糖尿病足的发生和发展。

二、注意事项

（1）应选择软皮面、透气性好的平底鞋；园鞋头、厚脚底的运动鞋或布鞋。避免穿高跟鞋、尖头鞋或拖鞋，不穿露趾鞋或凉鞋，切忌赤脚穿鞋。

（2）穿鞋前，应彻底检查鞋内是否有异物，鞋垫接缝是否平整。

（3）选购鞋的时机以下午最适宜，以较大的一只脚为标准；应穿袜试鞋，穿鞋时小心谨慎，避免损伤，两只脚同时试穿。

（4）新鞋每天最好穿 1～2 h，逐渐增加试穿时间，确保及时发现潜在的问题。

（5）选择吸汗、透气性强、柔软的羊毛袜或棉线袜，最好穿白色袜子。

（6）不要穿着弹性过强的袜子或长筒袜；袜头、袜腰部分不可过紧；不穿有破洞的袜子，袜子穿破后应丢弃而不宜修补。

三、流程

糖尿病患者鞋袜的选择流程，如图 3-8 所示。

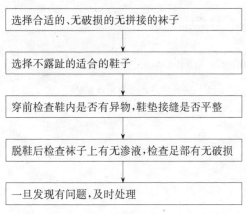

图 3-8　糖尿病患者鞋袜的选择流程

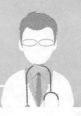

第三节　糖尿病患者足部自我护理

一、目的

糖尿病患者科学合理地进行足部护理,可有效地防止糖尿病足的发生和发展,预防足部溃疡和截肢的发生。

二、注意事项

1. 每日检查足部

糖尿病患者应做到每日自我检查足部,从足背到足底仔细检查,特别要注意足趾缝间,必要时可借助镜子(见图3-9)或家人帮助,检查的方法包括:

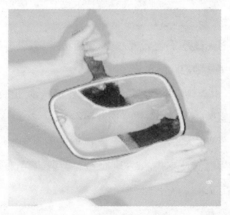

图3-9　利用镜子检查足底

(1)看:足部皮肤是否有水疱、擦伤、裂口,局部皮肤是否有红肿、胼胝、鸡眼;趾甲是否过长、过厚,是否有嵌甲、劈裂、甲沟炎。

(2)摸:将手背放在脚背上滑动,从踝以上缓缓滑至脚趾,感觉有无温度变化,若感觉足皮肤温度凉,提示下肢末端缺血;皮温过高则提示有感染。此外,还要摸足部动脉搏动的强弱。

(3)感:将棉花捻成尖端状,轻轻划过脚底皮肤,看自己是否可以感觉到。若没有感觉,则表示轻触觉减退或消失;如发现其他异常,应立即到医院就诊。

2. 每日洗脚

(1)洗脚水温以38～40℃为宜;时间以10 min为宜;宜选用中性肥皂。

(2)洗脚后应用干净、柔软、吸水性好的毛巾将脚轻轻地擦干。若毛巾质硬、粗糙或者用力过重,均易造成足部皮肤不易察觉的损伤。擦脚用的毛巾最好为白色,以便及时发现是否有血迹或者脓迹。

3. 正确修剪趾甲

趾甲过长易裂而伤及趾甲周围组织,因此,糖尿病患者要学会正确修剪趾甲,修剪时应注意以下几点:

(1)剪趾甲时光线要好,患者视力较差或手发抖时,应由家人帮助修剪。

(2)修剪趾甲之前应用温水将趾甲泡软。

(3)修剪时,检查剪刀两刃之间是否夹住了皮肤,防止损伤皮肤。

(4)趾甲应直剪,不要斜剪,以免伤及甲沟。

(5)趾甲不要剪得太短,不要太靠近皮肤,一般剪到与趾尖同一水平即可。

(6)若剪趾甲时伤及皮肤,或发现趾甲有剪裂、颜色有变化、甲周皮肤红肿,应去医院就诊。

4. 修除胼胝(角质层)

胼胝是导致足部溃疡的重要隐患,要及时消除。修除时应注意以下几点:

(1)胼胝的修除应在医生指导下进行,以免损伤正常组织。

(2)修除胼胝时,先用温水洗脚使之软化,然后用木砂磨去角化层,不能用锐器削割。

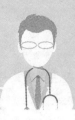

（3）修除胼胝应循序渐进，每天一点一点地修除，每次修除后的表面涂以润滑剂。

（4）修除胼胝时若出现疼痛或出血，提示伤及正常组织，应立即到医院去处理。鸡眼应请专科医生治疗，患者不要自行处理。

5. 保持皮肤润滑

糖尿病患者足部皮肤干燥，尤其是足跟部，容易出现皲裂，应每天涂抹羊脂或植物油类润滑剂，并轻柔而充分按摩皮肤。

6. 预防外伤、烫伤和冻伤

糖尿病患者不应用过热的水洗脚，不在火炉前烤脚，不使用电热毯等，同时禁忌赤足行走。

7. 选择合适的鞋袜

选择合适的鞋袜对预防糖尿病足尤为重要，注意事项见本章下篇：操作指导——第二节：糖尿病患者鞋袜的选择。

8. 促进下肢血液循环

（1）每日早、中、晚按摩足部各 1 次，每次 30 min，可有效改善微循环，利于糖尿病足的恢复。

（2）动作轻柔，从趾尖开始向上按摩。

（3）老年患者除注意保暖外，可尝试做足部运动。方法：平卧，抬高患肢 45°角，维持 2 min，足下垂 2 min，平放 2～5 min，反复 5～10 次。足部及足趾向上、下、内、外运动 10～20 次，早晚约 10 min。

三、 流程

糖尿病患者足部检查流程，如图 3 - 10 所示。

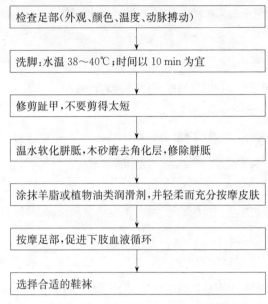

检查足部(外观、颜色、温度、动脉搏动)

洗脚:水温 38～40℃;时间以 10 min 为宜

修剪趾甲,不要剪得太短

温水软化胼胝,木砂磨去角化层,修除胼胝

涂抹羊脂或植物油类润滑剂,并轻柔而充分按摩皮肤

按摩足部,促进下肢血液循环

选择合适的鞋袜

图 3-10　糖尿病患者足部检查流程

第四节　胰岛素注射

一、目的

帮助糖尿病患者降低体内血糖水平,维持及促进健康。

二、注意事项

(1)注射前对胰岛素的有效期、注射剂量进行核对,并询问患者饮食准备情况,预防发生低血糖。

(2)短效胰岛素外观澄清,若浑浊则不可使用;中长效胰岛素使用前应

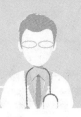

混匀,可放在双手间缓缓搓动10次,不可上下剧烈摇动。

(3) 胰岛素注射时使用酒精棉球消毒皮肤;需长期反复皮下注射者,应有计划地更换部位,轮流注射(注射部位可选择腹部脐周5 cm以外、大腿外侧、手臂外侧1/4处和臀部)。

(4) 胰岛素笔注射时掐起皮肤后可直接垂直进针,匀速按下注射推键,而后在皮下停留10 s以上再将针头迅速拔出;注射器注射时针头刺入角度不宜大于45°角,以免刺入肌层(见图3-11)。

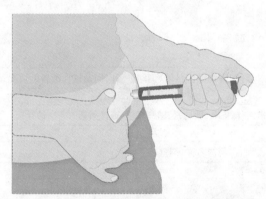

(a) 捏起皮肤进针注射结束后, 停留10 s

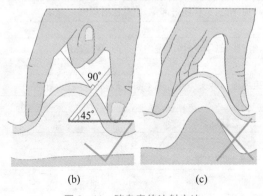

(b)   (c)

图3-11 胰岛素笔注射方法

（5）拔出针头后，用棉球轻压局部，注意不要揉，防止皮下出血；针头使用遵循"一人一用一次"原则。

（6）每次使用胰岛素笔注射前应排气，一般1IU可使针头空气完全排出。

（7）未使用的胰岛素笔芯应储存于2～8℃的冰箱内，避免结冰、阳光直射或剧冷剧热；正在使用中的胰岛素笔芯，可在室温未超过30℃的情况下放置于室内干燥阴凉处存放28天。

三、流程

胰岛素注射流程，如图3-12所示。

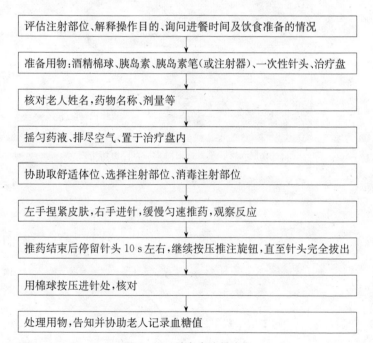

图 3-12　胰岛素注射流程

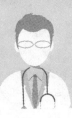

第五节　糖尿病患者的运动治疗

一、目的

通过运动治疗,提高胰岛素敏感性,减轻胰岛素抵抗;改善老年患者心肺功能,促进全身代谢及血液循环。

二、注意事项

(1) 运动要有规律,循序渐进,强度由低到中。老年人应避免高强度运动,选择适合自己的运动,如步行、太极拳、保健操等。

(2) 了解个人运动前、中、后的血糖变化;血糖高于 14 mmol/L 时,不可运动;如运动前血糖较低,应先加餐。

(3) 运动的时间:每次运动持续时间 20～30 min,最好在餐后 1～3 h 进行。刚开始从 10 min 开始,逐渐延长,避开药物作用高峰,以免发生低血糖。若必须在药物作用高峰时运动或体力劳动,应适当增加饮食。

(4) 运动的频度:每周锻炼 3～4 次为最适宜,若每次运动量较小,而身体条件又较好,每次运动后均不觉疲劳的患者,运动频率可为每天 1 次。运动锻炼不应间断,若运动间歇超过 3～4 d,则效果及蓄积作用将减弱。

(5) 老年人、伴有心血管并发症等身体状况不佳者可选择较小强度的运动。若进行长时间激烈运动,应监测血糖并注意调整胰岛素或口服降糖药用量。

(6) 运动时穿着舒适合脚的鞋,运动前后注意足部护理,若发现足部出现红肿、青紫、水疱和感染等,要及时处理。

(7) 随身携带易于吸收的碳水化合物食物,如软饮料、葡萄干、糖果等,以备出现低血糖时食用。随身携带病情信息卡及家庭联系卡,以便及时联系。

（8）合并高血压患者不应举重屏气；有周围血管病变者可按照走—休息—走,交替进行；有视网膜病变者不举重、不潜水、头不低于腰；有周围神经病变者避免过度伸展,不做负重运动。

三、流程

糖尿病患者的运动治疗流程,如图 3-13 所示。

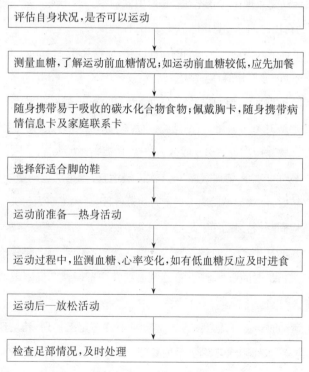

图 3-13　糖尿病患者的运动治疗流程

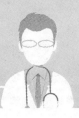

第六节 低血糖的处理

一、目的

教育糖尿病患者掌握正确识别低血糖的症状和体征、处理低血糖、加强自我血糖监测以及理解保持血糖控制的方法;以及时纠正低血糖,确保低血糖风险最小化;减少患者对于低血糖的担忧和恐惧,预防低血糖事件的发生。

二、注意事项

(1) 接受降糖治疗的糖尿病患者,当血糖浓度骤降或低于 3.9 mmol/L (70 mg/dl)时,应采取措施,调整治疗方案,注意预防低血糖的发生。

(2) 对反复发生低血糖的患者,应考虑各种引发低血糖的危险因素。对于发生无感知低血糖的患者,应放宽血糖控制目标,避免再次发生低血糖。

(3) 患者发生低血糖时,如神志清楚可由患者自行治疗,口服 15～20 g 葡萄糖,最理想的是给予葡萄糖片,其次如含糖果汁、软饮料、牛奶、糖果、其他点心或进餐(见图 3 - 14),临床症状一般在 15～20 min 内缓解。

(4) 降糖目标的设定要求做到个体化。对于糖尿病病程＞15 年、有无感知低血糖病史、有严重并发症如肝肾功能不全或全天血糖波动较大并反复出现低血糖症状的患者,很难设定其 HbA_1C 的靶目标,最重要的是避免低血糖的发生,HbA_1C 的控制目标范围是 7％～9％。

(5) 低血糖反应消失后,如在午夜或离下一餐 1 h 以上,可加餐一次,但

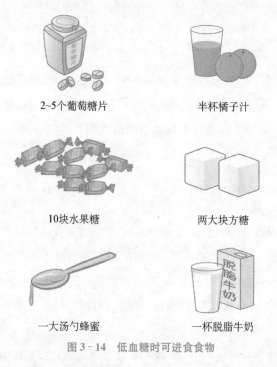

2~5个葡萄糖片	半杯橘子汁
10块水果糖	两大块方糖
一大汤勺蜂蜜	一杯脱脂牛奶

图 3 - 14　低血糖时可进食食物

避免摄入过多热量，以免血糖升得过高。

（6）指导患者在记录本上写明低血糖发生日期、时间、低血糖反应情况及血糖值。

三、流程

低血糖的处理流程，如图 3 - 15 所示。

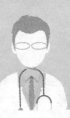

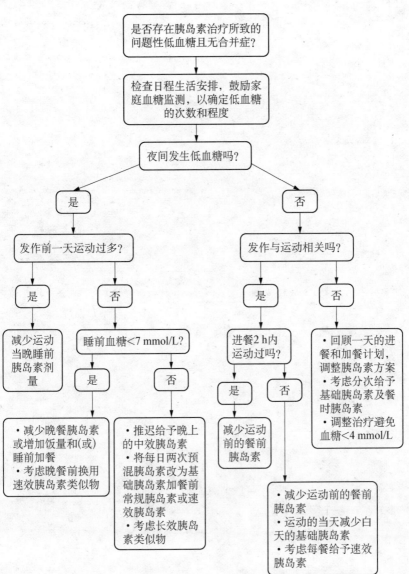

图 3-15 低血糖的处理流程

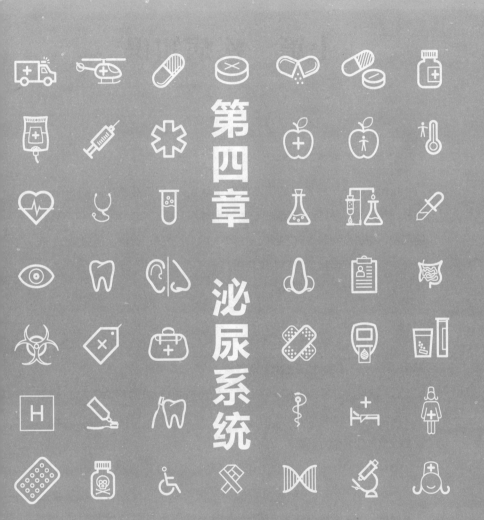

第四章　泌尿系统

上篇 疾病知识

第一节 IgA肾病

一、IgA肾病简介

IgA肾病是一种常见的原发性肾小球疾病,占肾活检患者的30%～50%,其特征是肾脏免疫病理显示在肾小球系膜区以IgA为主的免疫复合物沉积。患者发病前多有上呼吸道感染,少数伴有肠道或泌尿道感染,是导致终末期肾脏病最常见的肾小球疾病。

二、IgA肾病的治疗

(1)降蛋白尿和降血压治疗:蛋白尿＞1 g/d的患者长期使用ACEI和ARB类降压药,根据血压逐步上调剂量。

(2)糖皮质激素:采用3～6个月适宜的支持疗法(包括ACEI或ARB和控制血压)后蛋白尿仍持续≥1 g/d,肾小球滤过率(GFR)＞50 ml/min的患者给予为期6个月的糖皮质激素治疗。

(3)免疫抑制剂:目前对使用免疫抑制剂(CTX、AZA、MMF、CsA)作为一线药物治疗IgA肾病是否能够带来与激素同样或更好的获益缺乏足够的证据,使用时主要根据药物的严重不良反应评估其风险—获益比。

(4)其他治疗:鱼油、抗血小板药物。

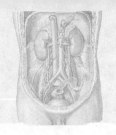

三、 IgA 肾病的护理

1. 肾活检穿刺术后护理

（1）制动：腰部制动 4 h，卧床 24 h。

（2）监测生命体征：回病房后立即测生命体征，之后每 30 min 测一次血压，连续 4 次，每 1 h 测一次血压，连续 4 次。

（3）观察尿色、皮肤、面色、出汗情况、腰腹部症状及体征。

（4）避免或及时处理便秘、腹泻及剧烈咳嗽。

（5）术后 3 周内禁止剧烈运动或重体力劳动。

2. 心理护理

关心患者，耐心倾听其诉说，解释各种疑问，恰当解释病情。用成功的病例鼓励患者，为患者创造安静、整洁、舒适的治疗环境。

3. 一般护理

保证充足的睡眠，每天应在 8 h 以上，卧床休息至肉眼血尿消失。

4. 皮肤护理

保持皮肤完整。嘱患者常洗澡勤换内衣；协助患者修剪指（趾）甲；帮助患者选择无刺激或刺激性小的洗护用品；每次输液完毕，协助患者局部按压 3~4 min。

四、 IgA 肾病的用药

（1）观察患者用药后的反应及血尿、蛋白尿的改善情况。

（2）使用激素类药物或免疫抑制剂药物治疗要采用全日量顿服，根据医嘱酌减，不可自行停药或增减。

（3）使用环磷酰胺时，防止因药液外渗导致皮肤坏死。

五、IgA 肾病的饮食

给予低盐、低脂、低磷、高钙、含多聚不饱和脂肪酸的鱼油,优质低蛋白饮食,如牛奶、鱼,新鲜的水果、蔬菜,少食或不食香蕉、橘子、动物内脏、肥肉、虾皮等。

六、IgA 肾病的运动

劳累过度、剧烈运动,常可使血尿增加,故应做到起居有节,注意卧床休息,适度锻炼身体,防止熬夜、过度疲劳及剧烈运动。

七、IgA 肾病的康复

(1)保持心情愉快,保证充足的休息和睡眠,适当进行锻炼,如练气功、打太极拳等。

(2)积极预防上呼吸道感染。

(3)保持皮肤及会阴部清洁。

(4)坚持药物及饮食治疗,不可随意中断。药物治疗在医生的指导下进行。

(5)应定期复查,出现血尿、水肿、少尿应立即来院就诊。

第二节　多囊肾

一、多囊肾简介

多囊肾(polycystic kidney)是指肾脏的皮质和髓质出现多个囊肿的一种遗传性肾脏疾病。除累及肾脏外,还可引起肝、胰囊肿,心瓣膜病,结肠憩室

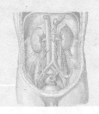

和颅内动脉瘤等肾外病变,最终导致终末期肾病(ESRD)。

二、多囊肾的治疗

1. 饮食治疗

(1) 低蛋白饮食,每天每公斤体重可进 0.6 g 蛋白质。

(2) 每天多进液体(可进 3 000 ml),但如尿量每天小于 1 000 ml 或有水肿、心力衰竭的人,则需严格少喝水。

(3) 少吃盐及含钾的食物,如苹果、红薯、怀山药等;进食高热食物,每天约 126 kJ(30 kcal)/kg 热量。

2. 手术治疗

根据患者肾囊肿的数量、位置、大小等特点选择合适的手术方式。腹腔镜多囊肾多囊去顶减压术可减轻疼痛、解除压迫;另外可采用超声引导穿刺硬化治疗。

3. 替代治疗

(1) 当病程进展为终末期肾病时行肾移植或者透析治疗。

(2) 出现下列情况时要切除肾脏:不能耐受的疼痛;不能控制的尿路感染或囊肿感染;巨大肾脏所致压迫症状严重,如反复血尿;严重肾结石;恶性肿瘤等。

三、多囊肾患者的护理

(1) 保持乐观向上的情绪,树立战胜疾病的信心,积极配合医生治疗。

(2) 注意休息,避免剧烈的体力活动和腹部创伤。肾脏肿大比较明显时宜用吊带代替腰带,以免引起囊肿破裂。

四、多囊肾患者的饮食

禁食过咸类(腌制类)、辛辣刺激类(辣椒、酒类、虾、蟹等)、可能污染类(腐烂变质的、剩饭剩菜等)及烧烤类食物。肾功能不全或发生尿毒症者还应限制豆类及豆制品、动物类高蛋白食品及油腻类食品等。

五、多囊肾患者的运动

(1)囊肿大时,剧烈运动往往易引起囊肿破裂,因此在工作和生活中要避免碰撞肾部,尤其是在照看幼儿时避免幼儿碰撞到肾区部位。

(2)曾经出现过血尿患者的活动要更注意安全,为了避免再次发生血尿,生活中应做弯腰角度小、颠簸轻的运动,座位应尽量与膝盖等高。运动方式以散步或小跑为主。

六、多囊肾患者的康复

(1)积极防治感染,主要是尿路和囊肿感染。

(2)预防外伤:多囊肾囊肿的不断肿大,导致患者双肾不断增大、囊肿内压不断增高,使腹腔压力不断加大。任何轻微外伤,如扭伤、碰伤、跌伤等,可能会导致具有高内压的囊肿破裂、出血。

(3)控制血压;定期随访,半年复查一次(包括血压、尿常规、肾功能和B超)。

(4)避免一切肾毒性药物。

(5)亲属(父母、兄弟姐妹和子女)做 B 超检查。

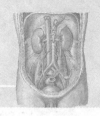

第三节 横纹肌溶解症

一、横纹肌溶解症简介

横纹肌溶解症(rhabdomyolysis，RM)是由于挤压、运动、高热、药物、炎症等原因所致横纹肌破坏和崩解，导致肌酸激酶、肌红蛋白等肌细胞内的成分进入细胞外液及血循环，引起内环境紊乱、急性肾衰竭等组织器官损害的临床综合征。

(1)局部表现：受累肌群疼痛、肿胀、压痛、肌无力，如昏睡所致单侧肢体受压，表现为受压肢体比对侧明显肿胀、疼痛，甚至出现急性筋膜间室综合征的表现。

(2)全身表现：全身乏力、发热、心动过速、恶心、呕吐等。

(3)急性肾衰竭表现：深色尿(肌红蛋白尿)、尿色素管型、少尿、无尿及氮质潴留。

注意：横纹肌溶解症典型的"三联征"：肌痛、乏力和深色尿。

二、横纹肌溶解症患者的治疗

横纹肌溶解症患者的治疗原则包括：

(1)及时、积极地补液，充分水化，维持生命体征和内环境的稳定，清除对机体有害的物质，维持水、电解质和酸碱平衡。

(2)必要时行血液滤过、血液透析等肾脏替代、器官支持治疗。

三、横纹肌溶解症患者的护理

1. 心理护理

(1)由于起病突然，患者感到恐慌焦虑，情绪低落，应主动与患者沟通，以成功的病例鼓励患者。

（2）向患者解释疾病的原因、诱因、预后及治疗的目的及注意事项。

（3）进行各项操作前做好详细解释工作，减轻患者精神紧张、不安和恐惧。

（4）鼓励患者诉说心中不适，及时进行疏导、解释和支持。

（5）提高认知水平，使患者增强信心。

2. 疼痛护理

（1）指导患者卧床休息，让患者自己找到较舒适的体位，最大限度减少体位带来的疼痛。

（2）减少翻身次数，避免肌肉运动，以减轻肌肉疼痛及肌细胞损伤。

（3）协助患者床上大小便、洗漱、进食及日常生活。

（4）减少医疗性操作给患者带来的疼痛，疼痛明显时尽量减少接触性治疗。

（5）最好采用静脉留置针。集中一起抽血，减少穿刺次数。

3. 皮肤护理

由于肌痛、肌肉肿胀及注水感，患者不愿翻身，容易导致皮肤破溃。必要时按医嘱给予镇痛药，抬高肿胀侧肢体，并保持皮肤的清洁干燥。

4. 血液净化治疗护理

血液净化是将患者的血液引出体外并通过一种净化装置，除去其中某些致病物质，净化血液，达到治疗疾病的目的，其基本原理，如图 4-1 所示。血液净化治疗的护理包括：

（1）做好血液净化治疗患者及家属的思想工作，使其积极配合治疗及护理。

（2）每日消毒血液透析管并更换敷料，严格无菌操作。保持管路通畅，

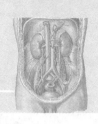

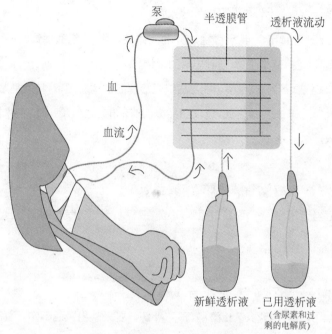

泵　　半透膜管　　透析液流动

血

血流

新鲜透析液　　已用透析液
（含尿素和过
剩的电解质）

图 4-1　血液净化治疗基本原理

每 4 h 监测血气分析和凝血功能。

（3）严密观察 24 h 出入量，及时调整脱水速度。

四、横纹肌溶解症的用药

（1）大量液体水化疗法需尽早进行。

（2）护士应选择较粗的静脉输液，有条件的可以使用输液泵控制输液速度。

（3）在心功能良好的状态下，治疗前 24 h 应补充液体 6～10 L，输液速度可维持在 200～700 ml/h。

五、 横纹肌溶解症患者的饮食

(1) 避免食用含钾、乳酸盐成分的液体及食物,不喝酸性饮料,鼓励患者进食高热量、高维生素、营养丰富的食物。

(2) 饮食不当、过量很可能是横纹肌溶解症的诱发因素,特别是短时间食用大量河鲜、海鲜。为此,建议在品尝海鲜的时候要节制,避免短时间大量摄入。

六、 横纹肌溶解症患者的运动

适当运动,遵守循序渐进原则,避免在高温、湿热天气长时间、过量运动训练。

七、 横纹肌溶解症患者的康复

禁用肾毒性药物;禁止酗酒,预防外伤。夏天外出戴遮阳帽,避免阳光直射。过量运动导致肌肉酸痛、尿色变深甚至血尿,出现此类情况应及时就医。每月复查 1 次尿常规及肝肾功能,连续 6 个月。

第四节　慢性肾盂肾炎

一、 慢性肾盂肾炎简介

慢性肾盂肾炎是细菌感染肾脏引起的慢性炎症,病变主要侵犯肾间质和肾盂、肾盏组织。由于炎症的持续进行或反复发生导致肾间质、肾盂、肾盏的损害,形成瘢痕,以至肾发生萎缩和出现功能障碍。本病好发于女性,男:女=1:10,其中育龄妇女发病率最高,但老年女性患者亦

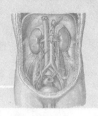

不少见。

二、慢性肾盂肾炎的抗感染治疗

1. 急性发作期

急性发作期可使用两类抗感染药物联合使用,适当延长抗感染时间。对于抗感染治疗无效或感染复发者可使用长期抑菌疗法(口服抗菌药,连服 6 个月)。

2. 无症状性菌尿

无症状性菌尿患者可口服抗菌药 10～14 d,治疗无效或再发者使用长期抑菌疗法。对于复发频繁者可连续用药 1～2 年或更长时间。

三、慢性肾盂肾炎患者的护理

1. 疼痛的护理

肾区疼痛为肾脏炎症所致,减轻疼痛的方法为卧床休息,采用屈曲位,尽量不要站立或坐立,因为站立时肾脏受到牵拉,会加重疼痛。

2. 尿细菌学检查的护理

尿细菌定量培养时注意:

(1) 在使用抗菌药之前或停用抗菌药 5 d 后留取标本。

(2) 留取标本时严格无菌操作,充分清洁外阴(男性包皮)、消毒尿道口。

(3) 留取清晨第一次的中段尿(尿液在膀胱中保留 6～8 h),在 1 h 内送做细菌培养,或冷藏保存。

(4) 尿标本中勿混入消毒药液、人体分泌物(如女性白带)等。

四、 慢性肾盂肾炎患者的用药

1. 控制感染

（1）及时选用适当的抗生素，不必等待尿培养结果和药敏试验汇报，以免贻误病情。

（2）足够疗程，一般为 10～14 d，或症状缓解后继用药 3～5 d。

（3）停药后宜随访观察，每周复查一次尿常规及尿细菌培养，6 周后无脓尿及菌尿方可认为痊愈。

2. 去除易感因素

如用抗生素正规治疗后，症状仍得不到改善，脓尿或菌尿不消失，应积极寻找并治疗诱发肾盂肾炎的因素——易感因素。

五、 慢性肾盂肾炎患者的饮食

1. 限制植物蛋白质

（1）蛋白质摄入量应视肾功能的情况而定。

（2）当患者出现少尿、水肿、高血压和氮质滞留时，每日蛋白质的摄入量应控制在 20～40 g，以减轻肾脏的负担，避免非蛋白氮在体内的储积。

（3）植物蛋白质中含大量的嘌呤碱，可加重肾脏的中间代谢，故不宜用豆类及豆制品，如黄豆、绿豆、蚕豆、豆浆、豆腐等。

（4）当病情好转，尿量增多，每天尿量＞1 000 ml 时，可开始逐渐增加蛋白质摄入量。但每日不得超过 0.8 g/kg 体重。

2. 限制食盐

（1）肾盂肾炎患者出现水肿时，血容量和饮食、钠盐的摄入关系极大。每 1 g 盐可带进约 110 ml 水，肾炎患者由于排尿功能受损，常会加重水肿症

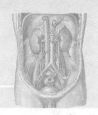

状,导致血容量增大,造成心力衰竭。

(2) 每日盐的摄入量应控制在 2～4 g 以下,以防水肿加重和血容量增加,发生意外。

3. 忌高脂食物

(1) 慢性肾炎患者有高血压和贫血的症状,脂肪能加重动脉硬化和抑制造血功能,故慢性肾炎患者不宜过多食用。

(2) 但如果没有脂肪摄入,机体会变得更加虚弱,故在日常生活中可用植物油代替动物脂肪,每日 60 g 左右。

4. 限制液体量

(1) 每日的摄入量应控制在 1 200～1 500 ml,其中包括饮料及菜肴中的含水量 800 ml。

(2) 若水肿严重,则进水量更要严格控制。

5. 限制高钾食物

当出现少尿、无尿或血钾升高时,应限制含钾丰富的蔬菜及水果,如黄豆芽、韭菜、芹菜、菠菜、竹笋、百合、干红枣、鲜蘑菇、紫菜、榨菜、冬菇、杏、藕、玉米、扁豆、番茄、丝瓜、苦瓜等。

六、 慢性肾盂肾炎患者的运动

(1) 慢性肾炎患者在缓解期可以进行适量以耐力为主的运动,可以延缓患者由于运动不足所产生的体能衰退,还可以改善患者的免疫功能。

(2) 适量耐力运动有定量步行、健身慢跑、打太极拳、打太极剑、跳健身舞蹈、做广播操等,运动强度采取轻度为宜;身体条件允许可采取中度偏小的运动强度。

（3）每次运动宜在饭后 2 h 进行,运动后不应有疲劳感,以食欲正常、睡眠良好为佳,每周运动 4～5 次;每次运动以 20～30 min 为宜。

（4）天气炎热应暂停运动,严重肾功能损害者切忌运动。

七、慢性肾盂肾炎患者的康复

（1）勤换内裤,特别是在月经期、妊娠期或机体抵抗力下降时;女性患者禁止盆浴,以免浴水逆流入膀胱,引起感染。

（2）注意性生活卫生,性生活后应及时排尿,以冲去进入尿道与膀胱内的细菌。

（3）女性患者注意经期、孕期及性生活卫生,保持会阴部清洁。

（4）坚持服药,定期门诊随访。

第五节 慢性肾脏病

一、慢性肾脏病简介

1. 慢性肾脏病（CKD）的定义

（1）肾脏损伤（肾脏功能或结构异常）≥3 个月,可有或无 GFR 下降,可表现为下面任何一条:

① 病理学异常;

② 肾损伤的指标:包括血、尿成分异常或影像学异常。

（2）GFR＜60 ml/(min · 1. 73 m²)超过 3 个月,有或无肾脏损伤。

2. 慢性肾脏疾病的分期

慢性肾脏疾病的分期,如表 4-1 所示。

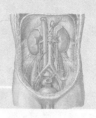

表 4-1　慢性肾脏疾病的分期

分期	描述	GFR[ml/(min·1.73 m²)]	说明
1	肾损伤指标(+)，GFR 正常	>90	GFR 无异常，重点诊治基础病
2	肾损伤指标(+)GFR 轻度降低	60~89	减慢 CKD 进展，降低心血管病风险
3	GFR 中度降低	30~59	减慢 CKD 进展，评估治疗并发症
4	GFR 重度降低	15~29	综合治疗，治疗并发症
5	肾衰竭	<15 或透析	透析前准备及透析治疗

二、慢性肾脏病患者的治疗

当肾小球滤过率估测值即 eGFR 小于 15 ml/(min·1.73 m²)时,可以酌情开始血液透析、腹膜透析、肾脏移植等各种常规肾脏替代治疗。

(1) 肾脏移植:肾脏移植疗法是将一个"正常"的肾脏移植到患者体内,因而其"肾脏替代"治疗作用是最全面、最有效的。肾脏移植对患者的要求较高,术前必须权衡利弊,严格掌握指征。

(2) 血液透析:血液透析是将血液引出体外,在透析器中与透析液进行溶质交换,达到消除体内代谢废物、排除体内多余的水分和纠正电解质、酸碱平衡紊乱的目的。一般每周需做 2~3 次血液透析,尽快将体内蓄积的代谢废物和过多的水分排出体外。

(3) 腹膜透析:腹膜透析不需要仪器和装置,可以经过简单培训后居家完成,根据生活习惯灵活安排换液时间,相对于血液透析而言,残余肾功能保存的时间更长。

(4) 其他:在某些经济不发达的偏远地区,尚未开展血液透析或腹膜透析,可以运用口服胃肠道透析液、中药灌肠等疗法,因其费用低廉、技术简单、操作方便,也可作为不得已而为之的一种替代治疗方案。

三、 慢性肾脏病患者的护理

1. 日常自我护理

(1) 保持大便通畅,多吃粗纤维食品,定时排便。

(2) 保证充足睡眠。

(3) 多运动。

2. 动—静脉内瘘的护理

(1) 透析前用肥皂和清水洗手、前臂,每日经常检查内瘘情况:

① 用手轻触可有震颤;

② 用听诊器听诊可有吹风样杂音。

(2) 不要在内瘘肢体上测血压、抽血、注射和输液。

(3) 内瘘肢体避免压迫,如不戴手套、手表,不穿紧袖衣服,不枕在头下,不拎重物等。

3. 腹膜透析患者的护理

腹膜透析出口处护理五原则,如图 4 - 2 所示。

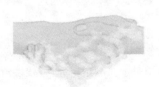 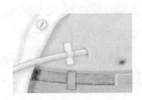

(a) 接触导管之前, 一定要洗手　　　(b) 时刻将导管固定在皮肤上

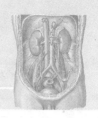

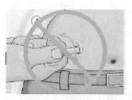
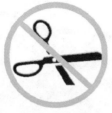
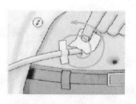

(c) 不要拉扯、扭转
或压迫导管

(d) 绝对不可在导管
周围使用剪刀

(e) 绝对按照标准的方法
来进行导管和出口处
的护理

图 4-2 腹膜透析出口处护理五原则

四、慢性肾脏病患者的用药

遵医嘱按时、按量、规范使用药物，避免使用损害肾脏的药物。临床上常见的、能损害肾脏的药物主要有以下几种：

1. 抗生素药物

（1）常见损害类：两性霉素 B、新霉素、头孢霉素 Ⅱ 等。

（2）较常见损害类：庆大霉素、卡那霉素、链霉素、妥布霉素、阿米卡星（丁胺卡那霉素）、多黏菌素、万古霉素、磺胺药等。

（3）偶见损害类：新青霉素（Ⅰ、Ⅱ、Ⅲ）、氨苄西林、羧苄西林、金霉素、土霉素、头抱霉素（Ⅳ、Ⅴ、Ⅵ）、利福平、乙胺丁醇等。

2. 非类固醇消炎镇痛药

吲哚美辛（消炎痛）、布洛芬、保泰松、吡罗昔康（炎痛喜康）、阿司匹林、复方阿司匹林（APC）、非那西汀、安替比林、氨基比林、对乙酰氨基酚（扑热息痛）及甲氧萘酸等。

3. 肿瘤化疗药

顺铂、氨甲蝶呤、丝裂霉素-C、亚硝基脲类、氟尿嘧啶。

4. 抗癫痫药

三甲双酮、苯妥英钠等。

5. 麻醉剂

乙醚、甲氧氟烷等。

6. 金属及络合剂

青霉胺、依他酸盐等。

7. 各种血管造影剂

8. 其他

环孢霉素、甲氰咪胍、别嘌醇、甘露醇、海洛因、低分子右旋糖酐等。

9. 特殊药物的使用

促红细胞生成素的用法、不良反应和注意事项如下：

(1) 用法：每周 2～3 次，每次 3 000IU，皮下注射。

(2) 不良反应：血压升高、头痛、血液黏度增高、血钾高等。

(3) 注意事项：

① 每月检查血常规，调整用药剂量，使血红蛋白维持在 10～11 g/dL；

② 每 3 个月化验血清铁、铁蛋白、转铁蛋白，以决定口服或静脉补充铁剂；

③ 药品储藏：低温(2～8℃)避光保存，防冻、防热、防震荡。

五、 慢性肾脏病患者的饮食

合理饮食、饮水是慢性肾脏病患者饮食的关键。

(1) 高蛋白、高热量、低盐饮食：透析患者每日营养供给量：蛋白质 1～2 g/kg，以食入优质蛋白为佳，每日食盐量：有一定尿量者 2～4 g(小半勺)，

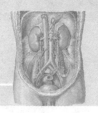

无尿者 1～2 g。

（2）透析患者每日维生素和微量元素需要量：维生素 C 150 mg；维生素 B_1 30 mg；维生素 B_6 20 mg；叶酸 1 mg；锌 20 mg。

（3）每日补充铁、钙量：铁 100～150 mg（元素铁），钙 600 mg，最好睡前服用，以牛奶、鸡蛋、鱼等为好。

（4）每日饮水量：尿量＋500 ml（包含食物所含水量）或保证每日体重增加不超过 1kg。

（5）限制钾摄入量：血液透析患者钾不能排出体外（因无尿），因此食入含钾高的食物后可引起血液中钾浓度过高，过高的血钾可引起手指、口唇发麻，浑身乏力，心律失常，意识丧失，甚至会导致心脏骤停。一旦有上述症状应立即到医院就诊。含钾高的食品包括紫菜、番茄、海带、菠菜、黄豆类、香菇、木耳、水果（如橘子、西瓜、香蕉等）、低钠盐、巧克力、咖啡、某些中药等。

（6）限制磷的摄入量：含磷高的食物有动物内脏、小鱼、乳制品等。

（7）保持良好的营养状态，注意防止营养不良。

六、慢性肾脏病患者的运动

适当的锻炼有助于改善人体机体内能，增加肾脏的血流量。慢性肾脏病患者不主张剧烈运动，可进行低或中等紧张度的锻炼，如走路、打太极拳、不太剧烈的球类运动等。

七、慢性肾脏病患者的康复

1. 正确测量体重

（1）测体重时，先除去身上的重物，如包、大衣等；保证每次测体重时衣物、鞋的重量一致,有变化时要测量变化的衣物重量。

（2）检查体重秤屏幕上显示是否为零。

（3）上秤后双脚踩在秤的中央,站直勿乱动,以免测值不准;测量时不扶/摸他物。

（4）使用轮椅秤称量体重时,要扣除轮椅的准确重量。

2. 定时测量血压并做好记录

第六节　肾病综合征

一、肾病综合征简介

肾病综合征是由多种肾小球疾病引起的具有以下共同临床表现的一组综合征:大量蛋白尿（尿蛋白＞3.5 g/d）;低蛋白血症（血浆白蛋白＜30 g/L）;水肿;高脂血症。其中前两项为诊断的必需条件!

二、肾病综合征患者的治疗

（1）利尿消肿:利尿治疗的原则是不宜过快、过猛,以免引起有效血容量不足,加重血液高黏倾向,诱发血栓、栓塞等并发症。

（2）减少尿蛋白:应用 ACEI 抑制剂和其他降压药,可通过有效地控制高血压,而达到不同程度的减少尿蛋白的作用。

三、肾病综合征患者的心理护理

多与患者沟通交流,鼓励患者表达内心感受,对其不良的情绪变化表示理解。针对病程较长、表现复杂、易反复发作带给患者及家属的忧虑,允许

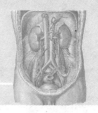

患者发泄郁闷情绪,引导其多说话。

四、 肾病综合征患者的用药

(1) 激素类药物和细胞毒药物:应用环孢素的患者,服药期间应注意监测血药浓度,观察有无不良反应的出现,如肝肾毒性、高血压、高尿酸血症、高血钾、多毛及牙龈增生等。

(2) 利尿剂:利尿剂的不良反应主要有低钾、低钠及低血容量性休克。用药期间应严密监测生命体征,准确记录 24 h 出入量,定期查看电解质及血气分析结果,发现问题,及时处理。

(3) 中药:使用雷公藤制剂时,应注意监测尿量、性功能及肝肾功能、血常规的变化。因其可造成性腺抑制、肝肾损害及外周血白细胞计数减少等不良反应。

(4) 抗凝药:在使用肝素、双嘧达莫等的过程中,若出现皮肤黏膜、口腔、胃肠道等出血倾向时,因及时减药并给予对症处理,必要时停药。

五、 肾病综合征患者的饮食

(1) 蛋白质:高蛋白饮食可增加肾脏负担,对肾不利,故提倡正常量的优质蛋白(富含必需氨基酸的动物蛋白)摄入,按 1 g/(kg·d)供给。但当肾功能不全时,应根据肌酐清除率调整蛋白质的摄入量。

(2) 热量供给要充足,不少于 126~147 kJ(30~35kcal)/(kg·d)。

(3) 减少高脂血症,应少食富含饱和脂肪酸的食物如动物油脂,而多吃富含多不饱和脂肪酸的食物如植物油及鱼油,以及富含可溶性纤维的食物如燕麦、豆类等。

(4) 水肿时低盐饮食,勿食腌制食品。

(5) 注意各种维生素及微量元素(如铁、钙)的补充。且应测量血浆白蛋白、血红蛋白等指标以反映机体营养状态。

六、 肾病综合征患者的运动

(1) 肾病综合征患者如有全身严重水肿、胸腹腔积液时应绝对卧床休息,并取半卧位。护理人员可协助患者在床上做关节的全范围的运动,以防止关节僵硬及挛缩,并可防止肢体血栓形成。

(2) 对于有高血压的患者,应适当限制活动量。老年患者改变体位时不可过快,以防发生直立性低血压。

(3) 水肿减轻后患者可进行简单的室内运动,尿蛋白定量检查结果下降到 2 g/d 以下时可恢复适量的室外活动,恢复期的患者应在其体能范围内适当运动。

(4) 在整个治疗、护理及恢复阶段,患者应避免剧烈运动,如跑、跳和提取重物等。

七、 肾病综合征患者的康复

(1) 预防上呼吸道和皮肤感染:注意保暖、加强个人卫生。患感冒、咽炎、扁桃体炎和皮肤感染后,应及时就医治疗。

(2) 用药指导:激素类药物应用要正规,不可擅自减量或停用;同时要了解各类药物的使用方法、使用时注意事项及可能出现的不良反应。

(3) 性生活与妊娠:男性患者应避免或减少性生活,女性患者在治疗及停药 1 年期间内应避免妊娠。

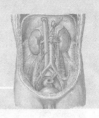

（4）自我病情监测与随访：急性肾炎患者完全康复可能需 1～2 年。当临床症状消失后，蛋白尿、血尿等可能仍然存在，故应定期随访，监测病情变化。

下篇 操作指导

第一节 尿量的观察

一、目的

准确测量及记录尿量对各种肾病有十分重要的意义,尿量的多少主要取决于肾小球的滤过率、肾小管重吸收和浓缩与稀释功能。

二、注意事项

(1) 操作前先检查量杯及其准确性,所选用的量杯容量适宜、透明、无裂缝,刻度清晰。可用注射器注入一定量的清水,以比较量杯的准确性。

(2) 将尿液倒入量杯时,避免尿液外溅。

(3) 读数时要注意视线与尿液面在同一水平。

(4) 判断尿量异常的方法:正常尿量:1 500～2 000 ml/d;少尿:＜400 ml/d,无尿:＜100 ml/d;多尿:大于2 500 ml/d;夜尿增多:夜间睡眠时尿量大于750 ml或大于白天的尿量(正常白天与夜间尿量的比值为2∶1)。

(5) 在进行尿量评估时要排除干扰因素,如用药、发热出汗、呕吐腹泻等。

三、流程

尿液的观察流程,如图4-3所示。

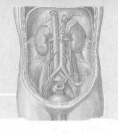

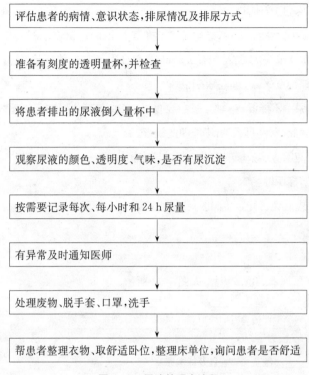

评估患者的病情、意识状态,排尿情况及排尿方式

↓

准备有刻度的透明量杯,并检查

↓

将患者排出的尿液倒入量杯中

↓

观察尿液的颜色、透明度、气味,是否有尿沉淀

↓

按需要记录每次、每小时和 24 h 尿量

↓

有异常及时通知医师

↓

处理废物、脱手套、口罩,洗手

↓

帮患者整理衣物、取舒适卧位,整理床单位,询问患者是否舒适

图 4-3 尿液的观察流程

第二节 24 小时尿蛋白定量的留取

一、目的

蛋白尿是肾病患者常见的重要临床表现之一,尿液中的蛋白定量分析对于肾脏病变的诊断、治疗、预后有着一定的意义,正确及时留取 24 h 尿蛋白标本,能更准确地指导临床用药。

二、注意事项

（1）为防止标本变质，必须在患者排第 1 次小便后，在小桶内加入适量甲苯（每 100 ml 尿液加入甲苯 0.5 ml）共 10 ml，使其形成一薄膜，覆盖于尿液表面，隔绝空气，达到防腐的目的。

（2）尿中不能混有异物，尿中混有血、脓或阴道分泌物可引起"假性蛋白尿"。因此，女性月经期，不能做此检查。

（3）使用清洁干燥的有盖小桶或者容器，以防挥发；小桶或者容器上应贴上标记，标明姓名床号。

（4）应避免日光直接照射；将留取的 24 h 全部尿液送检。

三、流程

24 h 尿标本的留取流程，如图 4-4 所示。

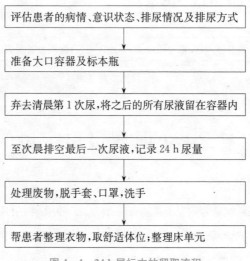

图 4-4　24 h 尿标本的留取流程

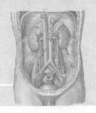

第三节 尿培养标本的留取

一、目的

留取尿培养主要用于判断是否为泌尿系感染及病菌的种类,并进行药敏试验,以利于准确应用抗生素。

二、注意事项

(1) 留取标本前应充分清洁外阴部、包皮及消毒尿道口,并取中段尿。

(2) 规范护士操作,注意无菌技术,避免污染尿液。

(3) 应留取清晨第 1 次尿,保证尿在膀胱内停留 6~8 h,否则阳性率低。

(4) 尿标本必须新鲜,最好在 30 min 内做培养,否则在室外温内放置过久易造成污染或细菌繁殖造成假阳性。

(5) 应用抗生素后停药 5 d 以上才能做尿细菌培养,否则会造成假阴性。

三、流程

尿培养标本的留取流程,如图 4-5 所示。

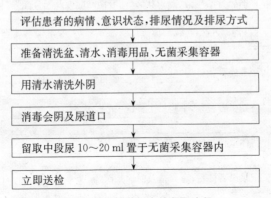

图 4-5 尿培养标本的留取流程

135

第四节 体重的监测

一、目的

监测并控制肾病患者透析间期的体重,使患者达到理想的干体重(干体重是指透析患者体液正常状态下的体重,即在透析后既无水潴留,也无脱水现象时的体重),有利于提高透析质量,减少透析并发症的发生。

二、注意事项

(1)每天应选择在相同时间及相似条件下进行,如清晨起床排便后、早餐前。

(2)每次测量选择同一台秤;测量时患者脱鞋,每次穿同样衣裤。

(3)行动不便的患者测量体重时,可以由另一人抱起一起称重,再减去抱患者人的体重,即为患者的体重。

三、流程

体重的测量流程,如图4-6所示。

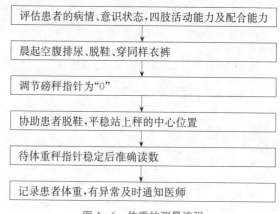

评估患者的病情、意识状态,四肢活动能力及配合能力

晨起空腹排尿、脱鞋、穿同样衣裤

调节磅秤指针为"0"

协助患者脱鞋,平稳站上秤的中心位置

待体重秤指针稳定后准确读数

记录患者体重,有异常及时通知医师

图4-6 体重的测量流程

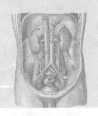

第五节 水肿的护理

一、目的

评估水肿的部位、时间、范围、程度、发展速度及与饮食、体位及活动的关系,避免皮肤破损感染和发生压疮。

二、注意事项

(1) 晨起餐前、排尿后测量体重。

(2) 保持病床柔软、干燥、无皱褶。

(3) 操作时,避免拖、拉、拽,注意保护皮肤。

(4) 严重水肿患者穿刺后延长按压时间。

三、流程

水肿患者的护理流程,如图 4-7 所示。

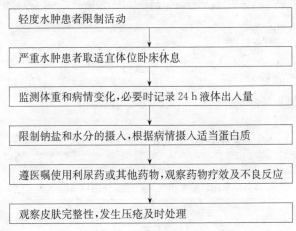

轻度水肿患者限制活动

严重水肿患者取适宜体位卧床休息

监测体重和病情变化,必要时记录 24 h 液体出入量

限制钠盐和水分的摄入,根据病情摄入适当蛋白质

遵医嘱使用利尿药或其他药物,观察药物疗效及不良反应

观察皮肤完整性,发生压疮及时处理

图 4-7 水肿患者的护理流程

第六节　腹膜透析导管外出口处换药及护理

一、目的

评估腹膜透析导管外出口,观察外出口皮肤颜色,有无肿胀或硬化、疼痛、分泌物流出等;若有异常,及时处理。

二、注意事项

(1) 手术后1周开始常规外出口护理,每日1次,6周后根据外出口评估情况可酌情减少护理频率,淋浴后、出汗多、外出口损伤、敷料不洁时应立刻护理。

(2) 拆除纱布或敷料时,勿牵拉导管外出口处;不应强行撕扯痂皮,可用无菌棉签蘸取生理盐水或过氧化氢(双氧水)浸湿泡软后,慢慢取下。

(3) 感染的外出口应加强换药,每日2次,留取分泌物培养,遵医嘱使用抗生素和外用药物。

三、流程

腹膜透析导管外出口处换药及护理流程,如图4-8所示。

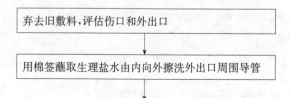

弃去旧敷料,评估伤口和外出口

用棉签蘸取生理盐水由内向外擦洗外出口周围导管

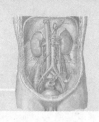

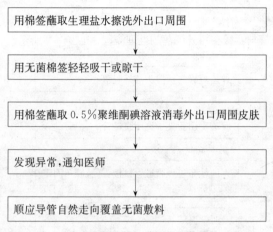

用棉签蘸取生理盐水擦洗外出口周围

↓

用无菌棉签轻轻吸干或晾干

↓

用棉签蘸取 0.5％聚维酮碘溶液消毒外出口周围皮肤

↓

发现异常,通知医师

↓

顺应导管自然走向覆盖无菌敷料

图 4-8　腹膜透析导管外出口处换药及护理流程

第七节　外接短管与钛接头意外脱落的处理

一、目的

避免因腹膜透析外接短管意外脱落后导致感染。

二、注意事项

(1) 切忌将脱落的外接短管与腹透管重新连接。

(2) 尽量选用无菌物品包裹腹透管钛接头处；在没有无菌物品的情况下可以使用保鲜袋包裹腹透管钛接头处。

(3) 外接短管脱落后不可进行换液操作。

(4) 外接短管使用时间不超过 6 个月。

三、流程

外接短管与钛接头意外脱落的处理流程,如图 4 - 9 所示。

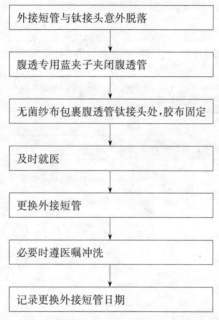

图 4 - 9 外接短管与钛接头意外脱落的处理流程

第八节 动静脉内瘘的止血

一、目的

避免透析结束时发生血肿,影响下次透析和血管内瘘寿命。正确的止血及护理内瘘,对保证血液透析的顺利进行、改善血液透析患者的生活质量、延长生命尤为重要。

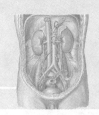

二、注意事项

(1) 指压止血力度以不渗血及能扪及震颤或听到血管杂音为宜。

(2) 避免在同一部位反复穿刺。

(3) 指导患者做好内瘘的保护。

三、流程

动静脉内瘘的止血方法流程,如图 4 - 10 所示。

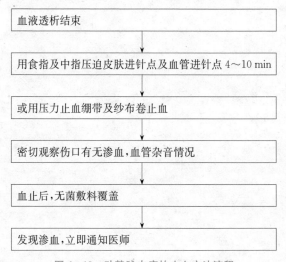

图 4 - 10　动静脉内瘘的止血方法流程

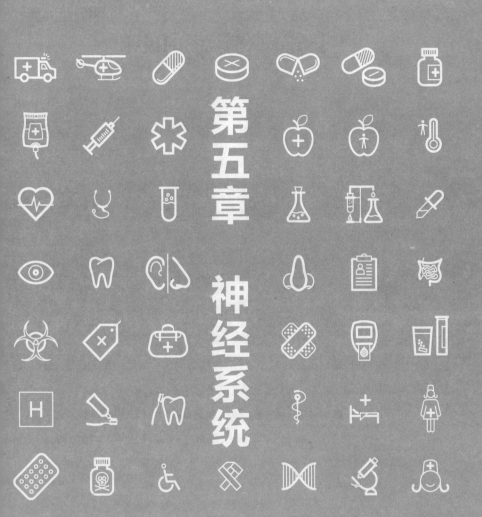

第五章 神经系统

上篇　疾病知识

第一节　癫　痫

一、癫痫的介绍

癫痫是一种由多种病因引起的慢性脑部疾病,以脑神经元过度放电导致反复、发作性和短暂性的中枢神经系统功能失常为特征。

二、癫痫的病因

癫痫的病因可分为四大类:

(1) 特发性癫痫及癫痫综合征:除可疑遗传倾向外,无其他明显病因。

(2) 症状性癫痫及癫痫综合征:由各种明确或可能的中枢神经系统病变所致,如脑结构异常或影响脑功能的各种其他因素。

(3) 隐源性癫痫:临床表现提示为症状性癫痫,但未找到明确病因。

(4) 状态关联性癫痫发作:如高热、缺氧、内分泌改变、电解质失调、药物过量等所致的癫痫样发作。这类发作性质一旦去除有关状态即不再发作,故一般不诊断为癫痫。

三、癫痫患者的治疗

(1) 坚持长期、规律治疗:癫痫的治疗是一个长期过程,特发性癫痫通常在控制发作 1～2 年后,非特发性癫痫在控制发作 3～5 年后才考虑减药

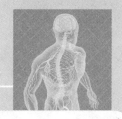

和停药,部分患者需终身服药。

(2) 掌握停药时机及方法:通过正规系统的治疗,约40%的癫痫患者可以完全停药。特发性强直-阵挛发作、典型失神发作或发作较快被控制的患者完全停药机会较大;症状性癫痫及复杂部分性发作、强制性发作的患者通常需长期治疗。

四、 癫痫患者的护理

1. 一般护理

(1) 规律生活、按时作息、避免劳累和睡眠不足,因为睡眠剥夺是癫痫发作的主要诱因之一。

(2) 正确处理生活中的压力,不要让压力成为精神负担。

(3) 避免声光刺激,不去人多的歌厅、舞厅、游戏厅等光线闪烁、声音嘈杂的地方,以免受到刺激导致疾病发作。

(4) 在室外避免登高、戏水、驾驶等危险活动,在家里减少家具等锐利的角碰撞,以免发生意外。

(5) 不要把门反锁,外出时携带病患联系卡,确保可以和医院及时取得联系,以便疾病发作时及时就医。离家外出时应备好足够的药物。

2. 发作护理

(1) 癫痫小发作时,通常表现为局限性的手、脚、面部等处的痉挛抽搐。发现有上述表现的患者需去医院接受检查治疗,按医嘱坚持服药。

(2) 癫痫大发作时,当患者发生全身抽搐前将要倒地时,要立即扶住患者,以免跌伤。同时,迅速将手绢、纱布等卷成卷,垫在患者的上下齿之间,预防患者牙关紧闭时咬伤舌部;若患者牙关已紧闭,不可强行撬开。对于倒地且面部着地者,应使之翻过身;同时,救助者可解开患者的衣领和裤带,使其呼吸通畅,且随时擦去患者的吐出物。

五、癫痫患者的饮食

癫痫病患者应当限制碳水化合物及钾盐的摄入量(含钾盐低的食物有油菜心,小红萝卜,白萝卜,芹菜,南瓜,番茄,茄子,葱头,黄瓜,冬瓜,丝瓜,西葫芦,鸭梨,苹果,葡萄,菠萝等)、增加镁的摄入量(如小米,玉米,红豆,黄豆,豆腐干,绿色蔬菜,芹菜,牛肝,鸡肉),不宜多吃含锌高的食物(如牡蛎,胰脏,肝脏,血,瘦肉,蛋,粗粮,核桃,花生,西瓜子等)。饮食宜清淡,忌烟酒、浓茶,忌暴饮暴食,忌食用辛辣刺激食品及含大量咖啡因的食物。

六、癫痫患者的运动

(1)适当参加体育活动有益于患者的身心健康,但活动量不宜过大,可选择慢跑、有氧操、瑜伽等活动,运动的同时要加强监护,防止意外发生。

(2)如果监护合理且具备相关的安全措施,绝大多数活动性癫痫患者都可参加。医生可根据患者的癫痫类型、发作程度、发作频率及发作诱因、发作先兆等帮助患者选择最适合的体育活动。

七、癫痫患者的康复

1. 日常方面应注意的问题

(1)尽量避开容易导致诱发的因素,但不能过分封闭自己。

(2)学会正确处理压力,保持最小的精神压力。

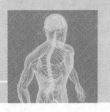

（3）保证充足的睡眠，避免过度疲劳。

（4）不喝酒，不暴饮暴食。

（5）外出离家时，确保携带足够的药物。

（6）患者独自生活，要保证能及时与亲戚、朋友或邻居取得联系。

（7）保持乐观态度，不要让癫痫患者过分限制自己的生活。

2. 安全方面应注意的问题

（1）厨房：做饭使用微波炉、火炉开口向后、锅的把柄向后对癫痫患者更安全。

（2）客厅：避免使用开放的火炉，避免将铁丝、电线拖在地板上。客厅摆放柔软且易清洗的地毯，窗户和门上安装安全玻璃。

（3）卧室：应选择宽且低的床，且在地板上摆放柔软地毯。

（4）浴室：癫痫患者洗澡前必须告诉家中其他人员，避免单独一个人时洗澡；淋浴相对较安全，洗澡水不能过热；洗澡间的门应向外开，防止患者跌倒时把门锁死。

第二节　面神经炎

一、面神经炎的介绍

面神经炎，俗称"面瘫"，是以面部表情肌群运动功能障碍为主要特征的一种常见病，一般症状是口眼歪斜，其发病不受年龄限制。

二、面神经炎的病因

面神经炎的病因包括：

（1）感染性病变（约 42.5％）：感染性病变多是由潜伏在面神经感觉神经节内休眠状态的带状疱疹被激活所引起。

（2）耳源性疾病。

（3）神经源性：约 13.5％。

（4）特发性（常称 Bell 麻痹）。

（5）其他：如肿瘤（约 5.5％）；创伤性；中毒：如酒精中毒或长期接触有毒物；代谢障碍：如糖尿病、维生素缺乏；血管功能不全；先天性面神经核发育不全。

三、面神经炎患者的表现

多数患者往往于清晨洗脸、漱口时突然发现一侧面颊动作不灵、嘴巴歪斜。病侧面部表情肌完全瘫痪者，前额皱纹消失、眼裂扩大、鼻唇沟平坦、口角下垂，露齿时口角向健侧偏歪。病侧不能做皱额、蹙眉、闭目、鼓气和噘嘴等动作；鼓腮和吹口哨时，因患侧口唇不能闭合而漏气；进食时，食物残渣常滞留于病侧的齿颊间隙内，并常有口水自该侧淌下。由于泪点随下睑内翻，使泪液不能按正常引流而外溢。

四、面神经炎患者的治疗

面神经炎患者的治疗原则是改善局部血液循环，减轻面神经水肿，缓解神经受压，促进功能恢复。

（1）急性期治疗：肾上腺皮质激素治疗。可用泼尼松或者地塞米松，静脉滴注一个疗程，同时辅以 B 族维生素（维生素 B_1、维生素 B_{12}）的补充。

（2）抗病毒治疗：阿昔洛韦静脉滴注，连用 2 周。

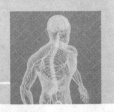

（3）恢复期治疗：继续使用 B 族维生素。

（4）后遗症期治疗：少数在发病两年后留有不同程度后遗症，可给予对症治疗。

注意：茎乳孔附近超短波热疗法，红外线照射或者局部热敷，有助于改善局部血液循环，消除神经水肿。

五、 面神经炎患者的护理

（1）避免风寒：外出戴口罩，注重面部保暖。可以生姜末局部敷于面瘫侧，每日 30 min；或温湿毛巾（约 70℃）热敷患侧面部，每天 5～6 次，每次 10 min；也可用热水袋热敷面部，温度宜在 70℃ 左右，每日 3～4 次，每次 20～30 min。

（2）面部按摩：每日早晚自行按摩患侧面部，按摩时力度适宜、部位准确。若患侧面肌可运动，则患者可对镜子做皱额、闭眼、吹口哨、示齿等动作，每个动作做 2～4 个八拍，每天 2～3 次，可防止麻痹肌肉的萎缩，加速康复。

（3）口腔护理：由于本病影响咀嚼，患者咀嚼时食物易滞留在患侧齿颊之间，故应做好饭后清洁口腔，防止患侧食物残留。

（4）眼部护理：由于患者眼睑闭合不全、瞬目动作及角膜反射消失，导致角膜长期外露，易导致眼内感染，损害角膜，因此要重视患者的眼部护理。患者在日常生活中应减少用眼，外出时戴墨镜、睡觉时戴眼罩保护，同时使用润滑、消炎、营养作用的眼药水。此外，面瘫患者不可用冷水洗脸，且避免直接吹风，防止感冒。

六、 面神经炎患者的饮食

因本病使味觉与咀嚼功能减退影响患者食欲，因此要鼓励患者进食。可给予适合患者口味的，且富有营养、可口清淡、易消化半流质或软质饮食。鼓励患者多食粗粮、瘦肉、豆类、茄子、姜、鳝鱼、骨头汤等，避免辛辣生冷刺激性食物。病情严重者给予流质或半流质饮食。指导患者保持口腔清洁，饭后及时漱口，清除口腔患侧滞留的食物。

七、 面神经炎患者的运动

面瘫早期，帮助或教会患者做被动面肌运动训练，对眼轮匝肌、口轮匝肌等环形肌做画圆按摩，对额肌、上唇方肌做十字形按摩，对咬肌、颊肌等处做螺旋式轻揉。随后，让患者做主动面肌运动训练，做闭眼、扬眉、漏齿、鼓腮、吹哨等动作。通过早期对面部表情肌进行运动训练，能改善面部血液循环，促进神经再生，使患者面部表情肌协调对称。当神经功能开始恢复后，鼓励患者练习患侧面肌的随意运动，以促进瘫侧早日康复。

八、 面神经炎患者的康复

（1）加强体育训练，增强体质：规律作息，适当锻炼身体，避免过度疲劳，增强机体抵抗力。

（2）学会自我保健：大风或寒冷天气时出门时要轻拍、轻按面部、耳后、颈部的一些重要穴位，增强自身御寒能力，必要时戴太阳镜和口罩，避免头朝风口窗隙久坐或睡眠，以防再受风寒。出院后注意不能用冷水洗脸，避免直接吹风，注意天气变化，及时添加衣物，防止感冒。

（3）保持乐观情绪：保持情绪的稳定，避免精神紧张。

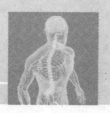

第三节　脑出血

一、脑出血的介绍

脑出血,亦称脑溢血或中风、脑卒中,是指非外伤性脑实质内的动脉、毛细血管或静脉破裂而引起的出血,占全部脑卒中 20％～30％。本病好发于 50～65 岁成人,男女发病率相近,年轻人患高血压可并发脑出血。

二、脑出血患者的治疗

1. 一般处理

（1）保持病室安静,减少探视。

（2）严密观察体温、脉搏、血压、呼吸等生命体征及瞳孔、意识变化。

（3）保持呼吸道通畅,改善脑缺氧;及时清理呼吸道分泌物,头部抬高 30°角并偏向一侧,间断给氧,痰多不易排出或肺部感染者可考虑气管插管或尽早气管切开。

2. 保持水、电解质平衡

每日入液量可按尿量＋500 ml 计算,如有高热、多汗、呕吐、腹泻,适当增加入液量,维持中心静脉压 5～12 cmH$_2$O,防止低钠血症,以免加重脑水肿。

3. 控制脑水肿、降低颅内压

脑出血后脑水肿约在 48 h 达高峰,维持 3～5 d 后逐渐消退,可持续 2～3 周或更长。脑水肿可使颅内压增高,并致脑疝形成,是影响脑出血病死率及功能恢复的主要因素

4. 控制高血压

根据患者年龄、病前有无高血压、病后血压情况等确定最适度血压水

平。180/105 mmHg 以内可观察而不用降压药，＞180/105 mmHg 宜选用卡托普利、美托洛尔等降压药。

5. 手术治疗

三、脑出血患者的护理

1. 一般护理

（1）环境：安静、舒适、光线柔和，避免声光刺激，保证休息。

（2）体位：急性期绝对卧床休息 2～4 周；颅内压增高者，床头抬高 15°~30°角，伴昏迷者采取平卧位，头偏向一侧，或侧卧位，以利口腔内分泌物引流。有躁动者，给予加床档，必要时使用约束带或给予镇静药，使其安静。

（3）饮食：急性重症患者发病 48 h 内一般禁食，以静脉输液来维持营养、补充足量的热能。48 h 后不能进食者给予鼻饲，以混合奶或匀浆为主。有消化道出血者应禁食，待无咖啡色物质排出后再进食。

（4）心理护理：对意识清楚、意识好转的患者讲解疾病的转归、治疗，消除其紧张心理，使情绪稳定利于患者恢复。

2. 专科护理

（1）病情观察：

① 注意瞳孔的变化，如有一侧瞳孔突然散大，或两侧瞳孔对光反射迟钝或消失，提示脑疝发生；

② 观察生命体征的变化，如血压急剧上升，呼吸、脉搏变慢，剧烈头痛、昏迷都是颅压升高的表现；

③ 保持呼吸道通畅，及时吸痰，必要时进行气管切开。

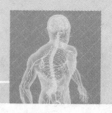

（2）降温：体温过高者，每 4 h 测量体温一次，同时给予头置冰袋、冰毯等物理降温措施。

（3）保护脑细胞：持续低流量吸氧，遵医嘱及时用药。

（4）对有尿潴留者，给予留置尿管；尿失禁者，保持皮肤及床单位干燥；3 d 以上未行大便者应保留灌肠。

（5）瘫痪肢体的护理：

① 急性期：应将患肢功能位摆放，避免出现并发症，如肩手综合征；

② 恢复期或稳定期：积极进行肢体及全身的功能锻炼，促进肢体功能恢复和预防关节变形及肌肉挛缩。2 周后在床上进行被动活动，并在康复医师指导下进行肢体功能锻炼；

（6）语言康复护理：积极配合康复师进行语言训练，适时给予鼓励。

四、脑出血患者的用药

（1）调整血压：应遵医嘱服用降压药，不可骤停或自行更换和同时服用多种降压药，以免血压骤降致脑供血不足。

（2）脱水剂：根据医嘱应按时、按量使用，20％甘露醇滴注速度应在15～30 min 内滴完，注意药物外渗，以免造成组织坏死。

（3）给予改善血液循环、神经营养药物，营养支持治疗。如胞磷胆碱钠、多种氨基酸、白蛋白等。

（4）纠正酸碱失调，维持体液平衡。

（5）合并消化道出血时，应遵医嘱给予止血剂和抗凝血药。密切观察胃内容物，呕吐物的颜色、性质、量，以了解出血情况和用药的疗效。

五、 脑出血患者的饮食

（1）给予高蛋白、高维生素、高热量、低脂、清淡饮食，戒烟酒，多食新鲜蔬菜，不宜过饱；增加水分摄入，清晨起床空腹喝一杯温开水或蜂蜜水。

（2）多吃含胆固醇低的食物，如豆制品、牛奶、淡水鱼等。不宜吃脂肪高的食物如动物内脏、鱼卵、肥肉等，不吃油炸食物。

（3）限制钠盐摄入，每天宜少于 3 g，以免引起高血压，加重脑水肿。

（4）肥胖者应适当减轻体重，减少热量摄入。

（5）鱼肉富含甲硫氨酸、赖氨酸、脯氨酸及牛磺酸等优质蛋白，有改善血管弹性、顺应性及促进钠盐排泄作用。

（6）多食富含精氨酸等补肾填精的食物，如海参、泥鳅、鳝鱼及芝麻、山药、银杏、豆腐皮、葵花子等，有助于调节血管张力，减少血管损伤。

（7）若膳食中缺乏叶酸及维生素 B_6、维生素 B_{12}，会使血中半胱氨酸水平升高，易损伤血管内皮细胞、促进动脉粥样硬化斑块形成。专家建议，多摄食富含叶酸的食物，如红苋菜、菠菜、龙须菜、芦笋、豆类、酵母及苹果、柑橘等，将在很大程度上预防脑出血的发生。

（8）脑出血患者需多摄入天然抗凝食物，如黑木耳、大蒜、洋葱、青葱、茼蒿、香菇、龙须菜、草莓、菠萝等。番茄、红葡萄、橘子中也含少量类似阿司匹林水杨酸抗凝物质。

六、 脑出血患者的运动

早期的康复训练从易到难的顺序如下：

（1）保持良好的肢体位置。

（2）训练体位变换。

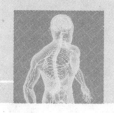

（3）进行关节的被动运动或辅助主动运动。

（4）床上康复转移训练和动作训练。

（5）起坐训练。

（6）坐位平衡训练。

（7）日常生活活动能力训练。

（8）移动训练。

第四节　脑梗死

一、脑梗死简介

脑梗死，是指由于脑部供血障碍引起脑组织缺血、缺氧、最终发生坏死，"梗"为阻塞的意思，由于脑动脉粥样硬化或血栓形成等其他因素（气体、液体、固体）导致脑部供血血管管腔狭窄，甚至阻塞不通而导致的区域性脑实质死亡。

脑梗死的危险因素分为可干预性和不可干预性两类，干预性是预防脑血管疾病的主要针对目标，包括高血压、心脏病、糖尿病、血脂代谢异常、吸烟、酗酒、肥胖、情绪、口服避孕药物等。其中控制高血压是预防急性脑血管疾病发生的最重要环节。

二、脑梗死患者的治疗

（1）早期溶栓治疗：尽快恢复血供是"超早期"治疗的主要处理原则。超早期是指发病 6 h 以内，应用此类药物需掌握适应证、禁忌证、相对禁忌证。

（2）控制血压：血压维持在比患者病前稍高水平，除非血压过高，一般急性期不使用降压药，以免血压过低而导致脑血流量不足，使脑梗死加重。血压低者可加强补液或给予适量药物以升高血压。

（3）抗脑水肿、降低颅内压：梗死范围大或发病急骤时可产生脑水肿。如患者意识障碍加重、出现颅内压增高症状，应进行降颅压治疗。常用的药物有甘露醇、甘油果糖等。使用甘露醇时警惕肾功能的改变和注意水、电解质平衡。

（4）抗血小板：不符合溶栓适应证且无禁忌证的脑梗死患者应在发病后尽早给予口服阿司匹林 150～300mg/d。溶栓治疗者，阿司匹林等抗血小板药物应在溶栓 24 h 后开始使用。

（5）其他药物：丁基苯肽改善脑血循环。依达拉奉清除自由基，保护脑细胞。他汀类药物降低低密度脂蛋白，保护神经。

三、 脑梗死患者的护理

1. 心理护理

脑梗死多发生于中老年人，起病突然，患者在短时间内发生肢体功能障碍，日常生活无法自理，也不能继续从事社会工作，易出现情绪异常、悲观失望等情况。因此，护理人员应对患者多接近、多询问、多安慰和多鼓励，根据患者不同文化程度、工作岗位、病情轻重等，采取不同的措施，答疑解惑，使其自觉配合治疗，增强战胜疾病的信心。

2. 肢体活动障碍患者的护理

（1）急性期将患侧肢体置放于功能位置，以防肢体发生挛缩。

（2）协助患者床上翻身，帮助患者维持良好的体位，偏瘫患者常喜欢患

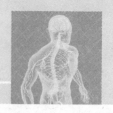

侧卧位,易使患侧肢体损伤,因此,应使患者多躺向健侧,间或躺向患侧或仰卧。

（3）鼓励患者在床上活动患肢,如屈曲肘关节,把手挪到胸前、用手擦脸、用小球练手指的屈伸并拢分开动作,并逐渐达到能上抬瘫痪肢体。

（4）练习下地:患者在床上稳坐后,让其坐床沿,使两下肢下垂并练习两下肢活动,准备下地站立和步行。

（5）锻炼站立和步行:当患者能独立站立,保持体位平衡后,才能开始跨步动作。注意不要让患者急于行走,主要是让患者体会迈步的感觉及保持平衡,逐步达到能自己行走。老年人可以练习扶拐或手杖行走。

3. 口角歪斜患者的护理

临床上常见病侧眼睑闭合不全,口角下垂,不能皱额、闭眼、鼓腮、吹哨等。患者常常产生消极情绪,失去治疗信心。护士应鼓励患者多做眼、嘴、脸部运动,并经常按摩局部。

4. 意识障碍患者的护理

（1）保持呼吸道通畅:如开放气道,取下义齿,防舌后坠、窒息、误吸等。

（2）病情监测:生命体征、意识、瞳孔等。

（3）日常生活护理:气垫床的使用、定时翻身拍背、口腔护理、会阴擦洗。

（4）饮食护理:高热量、高维生素饮食,充足的水分。

5. 吞咽障碍患者的护理

（1）评估吞咽障碍的程度:如洼田饮水实验。

（2）饮食护理:必要时给予胃管鼻饲。

（3）防止窒息：定时回抽胃液；嘱患者头偏向一侧，及时清理口鼻分泌物；保持呼吸道通畅，预防窒息和吸入性肺炎。

6. 语言沟通障碍患者的护理

语言障碍的患者情绪多焦躁，护理人员在与其说话时，时间要充裕，不要催促患者；说话应面对面，慢而清晰，预留患者反应的时间，减少患者因语言障碍引起的无助感。同时用各种方法鼓励、安抚患者，并通过寻找和使用有效的沟通方式，帮助患者恢复语言功能。

四、 脑梗死患者的用药

（1）溶栓治疗：即发病后 3～6 h 以内进行。可静脉给药溶栓，也可动脉给药溶栓，动脉溶栓未广泛应用于临床。常用药物有尿激酶、纤溶酶原激活剂（t-PA）。溶栓治疗的主要危险性和不良反应是颅内出血，心源性栓塞脑出血的概率更高。溶栓治疗有很多禁忌证，因此，要严格遵从医师的治疗。

（2）抗凝治疗：常用的药物有肝素、低分子肝素，使用过程中必须做凝血检测。该药的主要不良反应是出血，其中低分子肝素较普通肝素更安全。

（3）中成药活血化瘀治疗：如银杏达莫、灯盏细辛。

（4）抗血小板药物：阿司匹林是经济、实惠、安全及最常规的抗血小板预防用药，最低有效剂量为 50 mg 或 75 mg/d，急性期可增加剂量至 300 mg/d。用药过程不需要血液学方面的检测。

（5）其他药物：丁基苯肽改善脑血循环。依达拉奉清除自由基，保护脑细胞。他汀类药物降低低密度脂蛋白，保护神经。

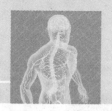

五、 脑梗死患者的饮食

1. 忌高脂肪、高热量食物

若连续长期进食高脂肪、高热量饮食,可使血脂进一步增高,血液黏稠度增加,动脉样硬化斑块容易形成,最终导致血栓复发。因此,脑梗死患者忌食肥肉、动物内脏、鱼卵等;少食花生等含油脂多、胆固醇高的食物;忌用或少用全脂乳、奶油、蛋黄、肥猪肉、肥牛羊肉;不宜采用油炸、煎炒、烧烤等烹调方式。

2. 忌嗜烟、酗酒

烟毒可损害血管内膜,并能引起小血管收缩,管腔变窄,因而容易形成血栓;大量引用烈性酒,对血管有害无益。因此,脑梗死患者应戒烟限酒。

3. 辅助食疗方剂

(1) 黑木耳 6 g,用水泡发,加入菜肴或蒸食,可降血脂、抗血栓和抗血小板聚集。

(2) 芹菜根 5 个,红枣 10 个,水煎服,食枣饮汤,可起到降低血胆固醇作用。

(3) 鲜山楂或用干山楂泡开水,加适量蜂蜜,冷却后当茶饮。若脑梗死并发糖尿病,不宜加蜂蜜。

(4) 生食大蒜或洋葱 10～15 g 可降血脂,并有增强纤维蛋白活性和抗血管硬化的作用。

(5) 脑梗死患者饭后饮食醋 5～10 ml,有软化血管的作用。

六、 脑梗死患者的运动

(1) 脑卒中患者病情稳定(生命体征稳定,症状体征不再进展)后应尽早介入康复治疗。

（2）脑卒中轻到中度患者，在发病 24 h 可进行床边康复、早期离床期间康复训练，以循序渐进方式进行。

（3）早期的康复训练内容见本章上篇：疾病知识——第三节：脑出血。

七、 脑梗死患者的康复

在脑梗死患者的康复训练过程中感觉训练和运动训练不能截然分开，必须建立感觉—运动训练一体化的概念，具体锻炼方法如下：

（1）利用坐位时患侧上肢支撑体重的方法，达到同时训练运动功能和感觉功能的目的，如可在支撑手掌的下面，替换放置一些手感、质地不同的材料。

（2）将制作的一些木块、木棒，在其周围分别缠绕一层各种不同的材料，如丝绸、纱布、海绵等，指导患者拿放。

（3）患侧手指伸展平放在桌面上，向各方面滑动，会对手掌产生摩擦刺激。

（4）辨别物体的练习：最初从练习辨别物体的一个特点开始入手，如遮住患者的视线，给患者提供需要辨别的物体进行分辨。治疗者可以通过调整辨别物体的相似程度，来灵活掌握作业活动的难易程度。

（5）脑梗死患者手功能的恢复可以通过训练手指抓握和精细动作的活动来进行，如玩具、棋类、扑克、麻将等活动既有娱乐的作用，又是训练手指对粗、细、大、小、方、圆等不同规格、不同形状的物体抓握的良好机会。

（6）每天坚持手和足的运动训练，能站稳以后，再练单腿站立，平地行

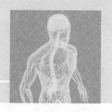

走;平地能行走后,可加练上下楼梯。训练要循序渐进,持之以恒,坚持训练。

第五节　帕金森病

一、帕金森病简介

帕金森病(PD)是一种以静止性震颤、肌强直、运动迟缓和姿势步态异常为主要临床特征的常见的中老年人神经系统变性疾病。由于其突出特点是静止性震颤,故又称震颤麻痹。帕金森病的主要病因包括以下几点。

(1) 年龄老化:PD主要发生于中老年人,40岁以前发病少见,提示老龄与发病有关。黑质DA神经元、纹状体DA,随年龄增长逐年减少,但PD发病者仅是少数老年人,说明生理性DA能神经元退变不足以致病,年龄老化只是发病的促发因素。

(2) 环境因素:长期接触杀虫剂、除草剂或某些工业化学品等可能是PD发病的危险因素。

(3) 遗传因素:绝大多数PD患者为散发性,约10%的PD患者有家族史,呈不完全外显率常染色体显性遗传。

二、帕金森病患者的治疗

现有的医疗技术暂不能根治帕金森病,对患者的治疗,主要是从减轻病痛、延缓疾病发展,提高患者的生活质量着手。因此,治疗的重点是采用以运动疗法为主的综合康复治疗,改善患者功能,提高生活质量,主要包括以下两方面。

(1)合理选用药物，控制或减轻症状，预防继发性的功能障碍。

(2)积极进行运动功能训练，尽力改善运动、平衡和协调功能；积极进行作业治疗和言语训练，尽量维持或提高日常生活活动能力。

三、帕金森病患者的护理

1. 心理护理

由于本病的特点之一就是呈进行性加重，随着躯体障碍和精神障碍的逐渐加重，约有近50％的患者受忧郁和焦虑等精神方面的困扰。因此，心理护理极为重要，护理人员可以通过以下几种方式改善患者的心理问题。

(1)营造祥和的家庭氛围，尊重其人格和生活习惯。鼓励家人多陪伴、照顾患者，使患者感到心情舒畅，减少孤独感。

(2)积极培养患者的兴趣爱好，以转移不良的心情。

(3)鼓励患者积极参加社会活动，除了与家人交往以外，尽可能扮演其所希望的社会角色，实现其自我价值。

(4)选择轻音乐、幽默漫画、香薰疗法等来帮助患者放松身心，消除沮丧心理。

2. 安全护理

帕金森病患者由于肌肉僵硬、运动障碍，存在碰撞、跌倒等安全隐患，因此要指导照顾者注意生活设施的布置要方便合理、减少障碍，方便患者行动。

(1)穿着：选择容易穿脱的拉链衣服及开襟在前，不用套头的衣服，拉

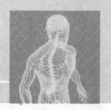

链与纽扣可用尼龙粘链代替。穿合脚的布鞋，尽量不要穿拖鞋，以免摔倒。

（2）洗浴：在浴盆内或淋浴池板上铺上防滑垫；在浴缸内放置一把矮凳，以便让患者坐着淋浴。

（3）进餐：不要催促患者快吃、快喝，可使用调羹缓慢进食；喝冷饮可选用有弹性的塑料吸管，喝热饮用有宽把手且质轻的杯子。

（4）预防感染：由于本病患者容易患支气管炎或肺炎，因此，在出现咳嗽或发热时要立即处理，以免加重感染。

（5）预防便秘：鼓励患者增加身体活动，饮足够的水，每天饮食中增加纤维性食物，必要时或迫不得已时才用通便药物。

（6）卧室：床不宜太高或太低，方便起卧，床头灯的开关要设置在顺手的地方。

四、帕金森病患者的用药

（1）左旋多巴：该类药物是疗效最优且耐受良好的帕金森治疗药物，但由于左旋多巴会引起症状波动和运动障碍，所以一般会尽量推迟左旋多巴的应用，但在患者出现症状已影响到日常生活和工作时应考虑给予左旋多巴。应用左旋多巴治疗时，常见的不良反应是不自主动作（动作困难），在应用左旋多巴治疗2～5年后，半数以上的病例开始体验到药效的波动性（开-关效应），每次服药后症状改善持续的时间越来越短，附加出现的动作困难的多动现象，使患者经常在严重的动作缺失与无法控制的多动状态之间来回摆动。

（2）卡比多巴/古旋多巴（息宁）：治疗开始时先用息宁片作为辅助治

疗,每日 3 次,每次 1 片。后可根据患者的耐受情况,每隔 4～7 d 逐步增加剂量,直至产生最大的效果。患者在餐前 1 h 或饭后 1.5 h 服药,可使不良反应减轻。

(3) 金刚烷胺:剂量为 50～100 mg,2～3 次/d。末次应在下午 4 时前服用。对少动、强直、震颤均有改善作用,并且对改善异动症有帮助。肾功能不全、癫痫、严重胃溃疡、肝病患者慎用。哺乳期妇女禁用。

(4) 苯海素(安坦):为抗胆碱制剂,对震颤治疗效果较好,因而较适合以震颤为主的早期帕金森病患者。应用该药要注意患者的年龄和认知功能,通常对 60 岁以上或有认知功能损害的患者应避免使用。但有时尽管患者年龄在 60 岁以上,其震颤症状明显,且对其他药物反应不佳,也可考虑应用。

(5) DA 受体激动剂:现多倾向用于早期患者的治疗,尤其是对 40 岁以前发病的年轻患者,该类药物主要包括协良行、吡贝地尔和溴隐停。

五、 帕金森病患者的饮食

(1) 应结合患者病情、饮食喜好,给予相应的饮食。还应注意食品的配比结构,副食、荤素及花色品种的搭配。指导患者多食富含纤维素和易消化的食物,多吃新鲜蔬菜、水果,多饮水,多食含酪胺酸的食物如瓜子、杏仁、芝麻、脱脂牛奶等,可促进脑内多巴胺的合成;同时要适当控制脂肪的摄入。

(2) 蛋白质饮食不可过量,盲目地给予过高蛋白质饮食可降低左旋多巴的疗效,在膳食中适当给予蛋、奶、鱼、肉等食品,保证蛋白质的供应,每日需要量为 0.8～1.2 g/kg 体重。

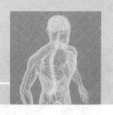

（3）适量吃奶类和豆类：对于容易发生骨质疏松和骨折的老年帕金森病患者，每天喝1杯牛奶或酸奶是补充身体钙质的极好方法。但由于牛奶中的蛋白质成分可能对左旋多巴药物疗效有一定的影响作用，为了避免影响白天的用药效果，建议喝牛奶安排在晚上睡前。另外，豆腐及豆制品也可以补充钙。

（4）摄入充足的水分对身体的新陈代谢有利，能使身体排出较多的尿量，减少膀胱和尿道细菌感染的机会。充足的水分也能使粪便软化、易排，防止便秘的发生。

（5）对咀嚼、吞咽功能障碍者，进食时以坐位为宜，避免呛咳，进食速度要慢。对伴有糖尿病的患者，应给予糖尿病饮食；伴有冠心病及高血压的患者，以高维生素，适量蛋白质饮食为宜，限制动物脂肪和食盐的摄入。

六、 帕金森病患者的运动

（1）坚持锻炼：治疗期间保持双手、双臂的活动，可采取散步、踩脚踏运动器、伸背活动等。每天练习，以拉直弯曲的脊柱及放松双肩。

（2）平衡运动：帕金森病患者行走时快步前冲，遇到障碍物或患者突然停步时容易跌倒，通过平衡锻炼能改善症状。平衡锻炼的方法是：双足分开25～30 cm，向左右、前后移动重心并保持平衡；躯干和骨盆左右旋转，并使上肢随之进行大的摆动，对平衡姿势、缓解肌张力有良好的作用。

七、 帕金森病患者的康复

1. 放松和呼吸锻炼

找一个安静的地点，放暗灯光，将身体尽可能舒服地仰卧，闭上眼睛，开始深而缓慢地呼吸。腹部在吸气时鼓起,并想象气向上到达了头顶,在呼气时腹部放松,并想象气从头顶顺流而下,经过背部到达脚底,并想象放松全身肌肉。如此反复练习 5~15 min。

2. 面部动作锻炼

帕金森病患者的特殊面容是"面具脸",因此需要做一些面部动作锻炼,如皱眉、用力睁闭眼、鼓腮锻炼、露齿和吹哨动作。

3. 步态锻炼

大多数帕金森病患者都有步态障碍,步态锻炼时要求患者双眼直视前方,身体直立,起步时足尖要尽量抬高,先足跟着地再足尖着地,跨步要尽量慢而大,两上肢尽量在行走时做前后摆动。其关键是要抬高脚和跨步要大,锻炼时最好有其他人在场,可以随时提醒和改正异常的姿势。

4. 手部锻炼

帕金森患者的手往往呈一种奇特屈曲的姿势,掌指关节屈曲,导致手掌展开困难;而其他手指间的小关节伸直,又使手掌握拳困难。针对这种情况,患者应该经常伸直掌指关节,展平手掌,可以用一只手抓住另一只手的手指向手背方向搬压,防止掌指关节畸形;还可以将手心放在桌面上,尽量使手指接触桌面,反复练习手指分开和合并的动作。为防止手指关节的畸形,可反复练习握拳和伸指动作。

5. 语言障碍训练

患者常因为语言障碍而变得不愿意说话,同时加上帕金森病患者的表情缺乏,导致语言功能进一步退化。因此,患者必须经常进行语言的功能训练。

(1) 保持舌的灵活是讲话的重要条件,所以要坚持练习以下动作:舌头重复地伸出和缩回;舌头在两嘴间尽快地左右移动;围绕口唇环行尽快地运

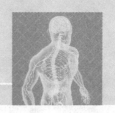

动舌尖,唇和上下颌的锻炼。

（2）缓慢地反复做张嘴闭嘴动作;上下唇用力紧闭数秒钟,再松弛;反复做上下唇撅起,尽快地反复做张嘴闭嘴动作,重复数次。

（3）缓慢而大声地朗读一段报纸或优美的散文或您选择喜欢的歌曲来练习。

第六节　偏头痛

一、偏头痛简介

偏头痛是有家族发病倾向的周期性发作疾病,表现为发作性的偏侧搏动性头痛,伴恶心、呕吐,经一段歇期后再次发病。在安静、黑暗环境内或睡眠后头痛缓解。在头痛发生前或发作时可伴有神经、精神功能障碍。偏头痛的病因包括以下几点。

1. 内因

偏头痛具有遗传易感性,偏头痛患者有家族史,其亲属出现偏头痛的风险是一般人群的3～6倍;女性多发于男性。

2. 外因

环境因素也参与偏头痛的发作。偏头痛发作可由某些食物和药物所诱发,食物包括含酪胺的奶酪、含亚硝酸盐的肉类和腌制食品、含苯乙胺的巧克力、含谷氨酸钠的食品添加剂及葡萄酒等;药物包括口服避孕药和血管扩张剂如硝酸甘油等。另外,强光、过劳、应激及应激后的放松、睡眠过度或过少、禁食、紧张、情绪不稳等也是偏头痛的诱发因素。

二、 偏头痛患者的治疗

偏头痛的治疗目的是减轻或终止头痛发作,缓解伴发症状,预防头痛复发。治疗包括药物治疗和非药物治疗两个方面。

1. 非药物治疗

主要是加强宣教,使患者了解偏头痛的发病机制和治疗措施,保持健康的生活方式,寻找并避免各种偏头痛诱因。

2. 药物治疗

分为发作期治疗和预防性治疗。

(1) 发作期治疗:临床治疗偏头痛时为了取得最佳疗效,通常应在症状起始时立即服药。药物选择应根据头痛程度、伴随症状、既往用药情况等综合考虑,可采用阶梯法、分层选药,进行个体化治疗。

(2) 预防性治疗:

① 适用于频繁发作,尤其是每周发作 1 次以上严重影响日常生活和工作的患者;急性期治疗无效,或因不良反应和禁忌证无法进行急性期治疗者;可能导致永久性神经功能缺损的特殊变异型偏头痛患者,如偏瘫性偏头痛、基底型偏头痛或偏头痛性梗死等;

② 指导合理安排工作与休息,消除紧张、焦虑的情绪,避免可疑食物等;

③ 头痛发作者,应观察头痛的性质、时间、程度、是否伴有其他症状或体征,如出现呕吐、视力降低、肢体抽搐等,应立即入院治疗,针对病因进行处理;

④ 轻微头痛,可对症治疗,并清除过敏因素;头痛剧烈,频繁呕吐和入睡困难者,可酌情给予镇痛、安眠剂等对症处理并需卧床休息;

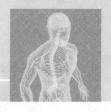

⑤ 劳逸结合,避免过度劳累和不稳定情绪,饮食节制,禁烟禁酒;

⑥ 注意个人卫生,防止感染,如有牙科疾病,应首先治疗牙病。

三、 偏头痛患者的用药

药物性治疗分为发作期治疗和预防性治疗

1. 发作期治疗

(1) 曲普坦类药物:如琥珀舒马(尤舒)25～50 mg 口服,或 6 mg 皮下注射;佐米普坦 2.5～5.0 mg 口服。不良反应包括恶心、呕吐、心悸、烦躁和焦虑等。

(2) 镇静药:如苯二氮䓬类可促使患者镇静和入睡;麻醉止痛剂如哌替啶 100 mg 肌内注射对确诊偏头痛患者有效。

(3) 麦角类药物:如二氢麦角胺(DHE)0.25～0.5 mg 肌内或静脉注射;或麦角胺 0.5～1.0 mg 口服。有恶心、呕吐、周围血管收缩等不良反应。

(4) 恶心是偏头痛突出的症状,也是药物常见的不良反应,因此需合理使用止吐剂,严重呕吐可给予小剂量奋乃静、氯丙嗪。麦角生物碱和曲坦类是强力的血管收缩剂,严重高血压、心脏病和孕妇患者均为禁忌。

2. 预防性治疗

(1) 适用于频繁发作,尤其每周发作 1 次以上严重影响正常生活和工作,急性期麦角生物碱治疗不能耐受或禁忌的患者。

(2) 临床用于偏头痛预防的药物包括:

① β 受体阻滞剂:如普萘洛尔、美托洛尔等;

② 钙离子拮抗剂:如氟桂利嗪、维拉帕米等等;

③ 抗癫痫药：如丙戊酸、托吡酯、加巴喷丁等；

④ 抗抑郁药：如阿米特林、丙米嗪、氟西汀等；

⑤ 钙通道拮抗剂：如苯噻啶等。

其中，普萘洛尔、阿米替林和丙戊酸 3 种药物是预防性治疗的支柱，一种药物无效可选用另一种药物。

四、偏头痛患者的饮食

患者应注意合理饮食，避免过饱或过饥，忌食高脂食物和酒类，避免其他如奶酪、巧克力、熏鱼等激发性食物。

五、偏头痛患者的运动

生活要有规律，注意劳逸结合，不宜过度紧张或疲劳，否则会引起偏头痛的发作。应适当开展体育活动，如慢跑、散步、游泳、打太极拳、气功等。运动能增强血管的韧性和弹性，改善血管舒缩功能。

六、偏头痛患者的康复

（1）保持乐观、开朗的情绪。

（2）伸颈运动：伸颈运动的全套动作是：把头转到右边（就像从右面回头向后看一样），把右手食指置于左脸颊，大拇指则置于下巴，轻轻地把头推向右边；同时用左手从头顶伸过去，把中指触到右耳顶部，然后轻轻地把头往胸部方向拉下。

（3）腹式呼吸：腹式呼吸止痛法，可使患者保持松弛，常可缓解持续性疼痛，有时还可帮助患者入睡。腹式呼吸方法见第一章：呼吸系统——下

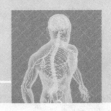

篇:操作指导——第三节:腹式呼吸锻炼。

（4）睡眠不佳常易引起头痛,因此,慢性头痛患者首先要保证充足的睡眠。

（5）睡前洗热水脚等措施往往有助于头痛的缓解。

下篇　操作指导

第一节　偏瘫肢体的功能锻炼

一、目的

有助于抑制和减轻肢体痉挛姿势的出现与发展,能预防并发症,促进康复,减轻致残程度,提高生活质量。

二、注意事项

(1)重视患侧刺激:应尽可能使患侧接受更多自然刺激,如家属与患者交谈时握住患侧手,引导偏瘫患者头转向患侧,注意慎用热水袋热敷。

(2)患者卧床时床应放平,床头不宜过高,患侧手应张开,手中不应放任何物品,避免让手处于抗重力的姿势。

(3)不在足部放置坚硬的物体以试图避免足跖屈畸形,因为硬物压在足底部可增加不必要的伸肌模式的反射活动。

(4)床上运动训练:应充分保持肩关节无痛范围的活动。

三、流程

(1)上肢康复训练流程,如图5-1所示。

(2)下肢康复训练流程,如图5-2所示。

(3)站立训练流程,如图5-3所示。

(4)迈步训练流程,如图5-4所示。

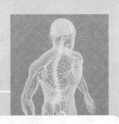

使用支撑物或者靠墙站立

↓

站立时两腿要岔开与肩同宽

↓

练习站直、站稳站久，逐渐增加时间

↓

拿开支撑物或支撑点

↓

站稳时间达 10 min 无疲劳感

图 5-3　站立训练流程

大关节被动活动，如肩、肘

↓

小关节被动活动，如腕、指关节练习抓、提、拾、握

↓

练习刷牙、洗脸、梳头、穿衣、吃饭

图 5-1　上肢康复训练流程

在他人的搀扶帮助下进行

↓

由床边到室内到室外

↓

逐渐增加训练强度

↓

试用拐杖替代他人的搀扶（必须要有人陪伴）

↓

独立行走训练

↓

借助拐杖或栏杆

↓

迈步要稳，逐渐延长独立行走时间

图 5-4　迈步训练流程

挺腰、抬臀、抬腿、坐起

↓

仰卧位做床上运动，髋关节抬高

↓

膝关节屈曲、伸展、旋内、旋外

↓

踝关节屈曲、伸展、旋内、旋外

↓

肢关节屈曲、伸展、旋内、旋外

↓

仰卧位做床上运动，髋关节抬高

图 5-2　下肢功能锻炼流程

第二节 失语患者的康复训练

一、目的

促进语言功能的恢复,提高患者的社会适应能力。

二、注意事项

(1) 环境安静舒适,避免外界干扰。

(2) 患者情绪平稳,注意力集中。

(3) 语言训练时从简入难,反复刺激。

(4) 循序渐进,切忌复杂化、多样化。

(5) 尊重患者。

三、流程图

失语康复患者训练流程,如图 5-5 所示。

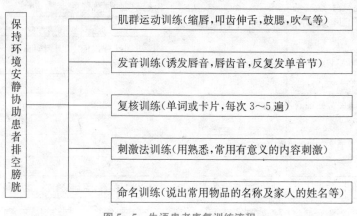

图 5-5 失语患者康复训练流程

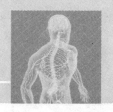

第三节　感觉训练

一、目的

促进患者感觉功能的恢复。

二、注意事项

（1）温水擦洗时水温不宜超过 50℃。

（2）被动关节活动时要适度挤压关节，牵拉肌肉韧带。

（3）防止感觉障碍的身体部位受压或机械性刺激。

（4）患侧避免高温或过冷的刺激，慎用热水袋或冰袋。

（5）关心体贴患者，取得患者的信任，配合治疗和训练。

三、流程

感觉训练流程，如图 5-6 所示。

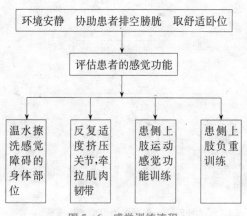

图 5-6　感觉训练流程

第四节　吞咽障碍肌群的运动训练

一、目的

促进患者吞咽功能的恢复。

二、注意事项

(1) 鼓励患者面对疾病,积极配合治疗。

(2) 训练时创造良好的环境,尽量避免分心。

(3) 尊重患者,不可嘲笑患者。

(4) 循序渐进,反复练习。

三、流程

吞咽障碍运动训练流程,如图 5-7 所示。

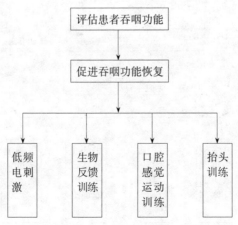

图 5-7　吞咽障碍运动训练流程

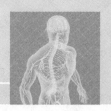

第五节　家庭鼻饲

一、目的

对不能经口进食的患者，从胃管灌入流质食物，保证患者摄入足够的营养、水分和药物，以利早日康复。

二、注意事项

（1）每天检查胃管插入的深度，鼻饲前验证胃管是否在胃内。检查方法包括：将胃管开口端置于水中，如有大量气体逸出，证明误入气管；用注射器抽吸出胃液；用注射器注入 10 ml 空气，用听诊器在胃部听气过水声。

（2）鼻饲给药时应先将药物研碎，溶解后注入，鼻饲前后均应用 20 ml 水冲洗导管，防止管道堵塞。

（3）鼻饲混合流食，应当间接加温，以免蛋白凝固变性。

（4）对长期鼻饲的患者，应当定期更换胃管。

三、流程

家庭鼻饲流程，如图 5 - 8 所示。

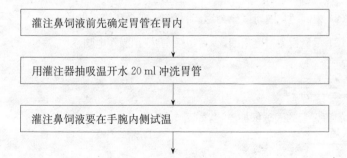

灌注鼻饲液前先确定胃管在胃内

用灌注器抽吸温开水 20 ml 冲洗胃管

灌注鼻饲液要在手腕内侧试温

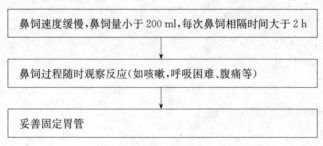

图 5-8 家庭鼻饲流程

第六节 面瘫患者的眼球保护

一、目的

保护眼球,防止面瘫患者因眨眼次数减少,或者眼睑闭合不全至空气中的灰尘、细菌等进入眼睛,预防眼球感染。

二、注意事项

(1)患者眼睛闭合不全时,需经常给患侧眼睛滴润眼、消炎眼药水,防止发生角膜炎。

(2)夜间睡觉时可以涂金霉素眼药膏,避免角膜干燥。

(3)尽量避免过度用眼,少看电视、书报和操作电脑。

三、流程

面瘫患者的眼球保护流程,如图 5-9 所示。

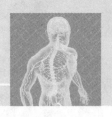

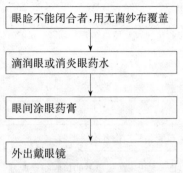

图 5 - 9　面瘫患者的眼球保护流程

第七节　面瘫患者的口腔护理

一、目的

做好口腔护理,防止口腔发生口腔疾患。

二、注意事项

(1) 面神经炎患者因口角歪斜、咀嚼功能减退,常会出现进食后食物残渣遗留。

(2) 在患侧颊齿间或有流涎情况,要指导患者注意口腔卫生。

(3) 指导患者练习咀嚼肌运动,嘱患者连续不间断地咀嚼口香糖,并练习露齿、鼓腮、拉口角等,促使咀嚼肌功能恢复。

三、流程

面瘫患者的口腔护理流程,如图 5 - 10 所示。

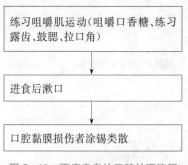

图 5 - 10　面瘫患者的口腔护理流程

第八节　癫痫发作时家庭救护

一、目的

防止癫痫发作时发生意外伤害。

二、注意事项

（1）发作时切记不要掐人中，因为癫痫发作是大脑神经异常放电引起的，掐人中会刺激神经放电，从而加重抽搐发作。

（2）家属应仔细观察并记录发作全程，为医生诊断和治疗提供依据。

（3）患者首次癫痫发作，家属应立即拨打急救电话，同时实施家庭现场救护。

三、流程

癫痫发作时家庭救护流程，如图 5 - 11 所示。

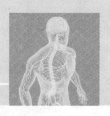

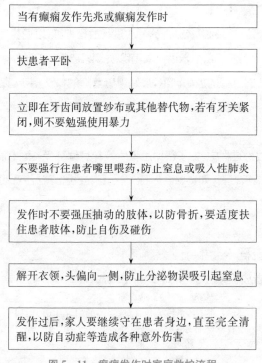

当有癫痫发作先兆或癫痫发作时

↓

扶患者平卧

↓

立即在牙齿间放置纱布或其他替代物,若有牙关紧闭,则不要勉强使用暴力

↓

不要强行往患者嘴里喂药,防止窒息或吸入性肺炎

↓

发作时不要强压抽动的肢体,以防骨折,要适度扶住患者肢体,防止自伤及碰伤

↓

解开衣领,头偏向一侧,防止分泌物误吸引起窒息

↓

发作过后,家人要继续守在患者身边,直至完全清醒,以防自动症等造成各种意外伤害

图5-11 癫痫发作时家庭救护流程

第九节 头痛患者放松疗法

一、目的

放松训练能够有效地通过注意力分散、转移的方式缓解患者焦虑、紧张情绪;借助放松训练还可以调整自主神经系统兴奋性及稳定性,提高患者对疼痛不适的耐受性,降低患者对疼痛不适感的主观感受及体验的敏感程度,达到缓解头痛的目的。

二、注意事项

（1）由康复师带领患者进行第一次进行放松训练，以便患者可模仿。训练前告诉患者，若不明白指示语要求，可以先观察康复师的动作，再继续练习。

（2）会谈时进行的放松训练，最好用康复师的口头指示，以便遇到问题时能及时停下。康复师还可根据实际情况，主动控制训练进程，或有意重复某些放松环节。

（3）在放松过程中，为了帮助患者体验其身体感受，康复师可以在步与步的间隔时指示患者，如："感到你身上的肌肉放松"，或"注意肌肉放松时与紧张的感觉差异"等。

三、流程

头痛患者放松疗法流程，如图 5 - 12 所示。

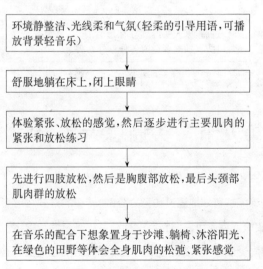

图 5 - 12　头痛患者放松疗法流程

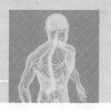

第十节　帕金森病患者的用药护理

一、目的

控制或减轻帕金森病患者的症状,预防继发性功能障碍。

二、注意事项

(1) 减少脂肪的摄入,以免影响药物的吸收。

(2) 服用左旋多巴者,应让患者餐前 1 h 或餐后 1.5 h 服药。

(3) 服用左旋多巴制剂的患者,药物应与进餐隔开,应在进餐前 30 min 或 1 h 用药。

(4) 苯海素(安坦)药容易引起老年患者便秘或尿潴留。

(5) 托卡朋有可能导致肝功能的损害,因此,服用此药期间需严密监测肝功能,尤其在用药的前 3 个月。

(6) 便秘患者应多饮水,多进食富含纤维素的食物。

(7) 患者服用药物时不能随意加药或减药。

三、流程

帕金森病患者的用药护理流程如图 5-13 所示。

| 服药剂量要准确,根据专科医师所制订的量,不可自行加量、减量 |
| 了解常用药物的种类、用法、服药注意事项 |
| 观察疗效,如出现疾病症状加重或药效减退及时就医 |

图 5-13　帕金森病患者的用药护理流程

第十一节 简易步态训练预防帕金森病患者跌倒

一、目的

通过简单步态训练,有效提高患者的步行能力及平衡功能,有效预防跌倒的发生。

二、注意事项

(1)步长、步频的控制:严格按照线路标记控制患者的步长,用指令行走的方法控制患者的步频,患者每迈出一步,都要经过迈步—停止动作—获得平衡—再迈步的过程。

(2)训练频率:每日训练一次,每次10轮,每5轮休息10 min,共训练6个月。

三、流程

简易步态训练流程,如图5-14所示。

> 选用室内长度大于6 m,宽度大于1 m的平坦场地,如客厅或走廊

> 在地板上划线路标记,每50 cm画一条醒目的直线,共11条

> 起步训练,患者身体站直,两眼向前看,起步时足尖尽量抬高,着地时先足跟再足尖

> 严格按照路线标记控制患者的步长,用指令行走的方法来控制患者的步频,每迈出一步,都要经过迈步—停止动作—获得平衡—再迈步的过程

> 在训练过程中随时纠正患者不良的行走姿势

图5-14 简易步态训练流程

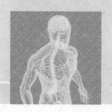

第十二节　洼田氏饮水试验

一、目的

了解患者吞咽障碍情况,合理给予饮食,改善患者营养。

二、注意事项

(1) 饮水时水温要合适。

(2) 呛咳严重者,需终止试验。

三、流程

洼田氏饮水试验流程,如图 5-15 所示。

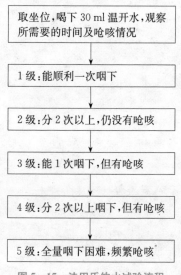

取坐位,喝下 30 ml 温开水,观察所需要的时间及呛咳情况

↓

1 级:能顺利一次咽下

↓

2 级:分 2 次以上,仍没有呛咳

↓

3 级:能 1 次咽下,但有呛咳

↓

4 级:分 2 次以上咽下,但有呛咳

↓

5 级:全量咽下困难,频繁呛咳

图 5-15　洼田氏饮水试验流程

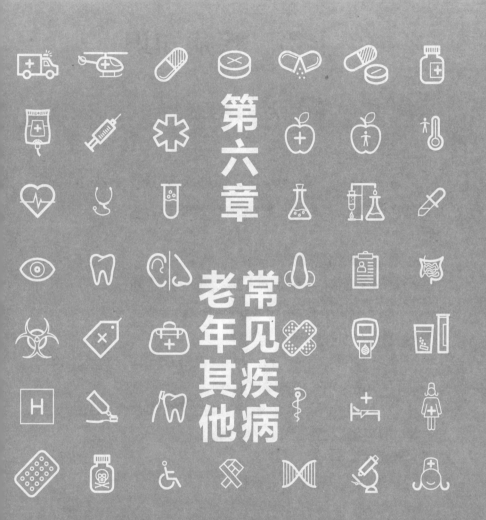

第六章

常见疾病

老年其他

上篇 疾病知识

第一节 骨关节炎

一、骨关节炎简介

骨关节炎(OA)由多种因素(生物力学、生物化学和基因)相互作用引起关节软骨纤维化、皲裂、溃疡、脱失而致的关节疾病。

二、骨关节炎患者的治疗

(1) 非药物治疗与药物治疗相结合,必要时手术治疗。

(2) 治疗应个体化,结合患者自身情况,选择合适治疗方案,如年龄、性别、体重、危险因素、病变部位及程度。

(3) 非药物治疗:即物理治疗,增加局部血液循环、减轻炎症反应,如热疗、水疗、超声波、针灸、按摩、牵引、经皮神经电刺激(TENS)。

(4) 药物治疗:全身药物治疗,包括对乙酰氨基酚、非甾体抗炎药(NSAIDs)、其他止痛剂及其他改善病情类药物、软骨保护剂。

三、骨关节炎患者的护理

1. 活动指导

(1) 适当运动,可改善关节软骨营养,做双腿直腿抬高运动(见图 6 - 1)100 次,2～3 次/天。

(2) 缓解期可做适当运动,如打太极拳、做早操。

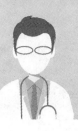

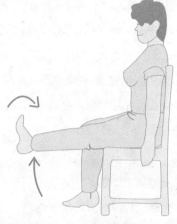

图 6-1　双腿直腿抬高运动

（3）患关节炎的老人，避免长期反复剧烈运动，症状严重时可适当休息或用支架固定患肢，防止畸形，运动中加强自我保护，避免损伤。

（4）热敷或适度按摩患处可缓解疼痛，避免肌萎缩。

2. 用药护理

遵医嘱用药，长期服用非类固醇消炎镇痛药者，须饭后服用，以减少对胃肠道的损害。

3. 心理护理

指导患者适应形象的改变。

四、骨关节炎患者的用药

（1）局部药物治疗：包括 NSAIDs 乳胶剂、膏剂、贴剂和非 NSAIDs 擦剂，适用于手和膝关节骨关节炎患者。局部用药可有效缓解关节轻、中度疼痛；对于中、重度疼痛患者，可局部药物与口服 NSAIDs 联合使用，不良反应轻微。

(2) 全身镇痛药物用药：首选对乙酰氨基酚，胃肠道不良反应的危险性较高者可选用非选择性 NSAIDs 联合 H_2 受体拮抗剂／质子泵抑制剂／米索前列醇等胃黏膜保护剂。

(3) 关节腔注射：包括透明质酸钠和糖皮质激素。

(4) 改善病情药物及软骨保护剂：双醋瑞因，具有结构调节作用；氨基葡萄糖；鳄梨大豆未皂化物；多西环素等。

五、骨关节炎患者的饮食

(1) 饮食要均衡、合理、富含营养，可多食含硫、组氨酸及维生素食物。如鸡蛋、葱、蒜、稻米、麦片等。茄类食物等含铁丰富的食物，可适量食用。

(2) 补钙需谨慎：除钙以外，磷、锌、铁、骨胶原蛋白、氨基酸等均为不可缺少的营养物质，它们在骨骼内都具有其他成分不可替代的重要作用。因此，在补钙的同时也不能忽略了骨骼所需物质的补充。

(3) 注意补充胶原蛋白：胶原蛋白是人体延缓衰老必须补足的营养物质，占人体全身总蛋白质的 30% 以上，一个成年人的身体内约有 3 kg 胶原蛋白。

(4) 预防肥胖：肥胖会诱发膝关节退行性骨关节炎的发生，肥胖女性发生膝关节退行性骨关节炎的发生率是正常体重的 4 倍。因此，要避免长期高脂肪饮食。

六、骨关节炎患者的运动

(1) 有益的锻炼包括：游泳、散步、骑脚踏车、仰卧直腿抬高或抗阻力训练及不负重位关节的屈伸活动，不正确的过度锻炼可加重骨性关节炎。

(2) 有害的运动是增加关节扭力或关节面负荷过大的训练。如爬山、

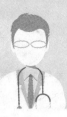

爬楼梯或下蹲起立等活动。

（3）每天坚持散步或使用走步机都能有效地预防老年人膝关节炎的发病概率，并能提高肌肉的弹力，减少疼痛的发生。

（4）不在露天长椅上久坐：夏天气温高、相对湿度大，尤其是久置露天的木质椅凳，由于露打雨淋，含水分较多，经太阳一晒，会向外散发潮气，长坐在上面会诱发皮肤病、痔疮、风湿和关节炎等。

七、骨关节炎患者的康复

（1）自我行为疗法：减少不合理的运动，如爬楼梯、爬山等；避免不良姿势；避免长时间跑、跳、蹲。

（2）减轻体重：减轻骨关节的负荷。

（3）进行适量的活动：骑自行车、游泳、散步等。

（4）关节功能训练：关节在非负重位下屈伸活动，保持关节最大活动度；同时还应注意外展肌群的训练。

（5）行走支持：减少受累关节负重，可使用手杖、拐杖、助行器等。

第二节　老年骨质疏松

一、骨质疏松简介

骨质疏松症是一种系统性骨病，其特征是骨量下降和骨的微细结构破坏，表现为骨的脆性增加，因而骨折的危险性大为增加，即使是轻微的创伤或无外伤的情况下也容易发生骨折。

二、 老年骨质疏松患者的治疗

老人骨质疏松，预防重于治疗，重点要防止骨质进一步快速流失，要保护好脆弱的骨质。而维护一副质量完好的骨骼，就要从养成良好的生活习惯做起，多参加体育运动，注意合理营养，防止跌倒。对症治疗的措施包括以下几点。

（1）疼痛：使用止疼药，如阿司匹林、吲哚美辛等非甾体类抗炎药；对于骨折顽固性疼痛可使用降钙素止痛。

（2）骨畸形：使用固定或其他矫形措施。

（3）骨折：采用牵引、固定、复位、手术治疗等方法，并及早辅以理疗及康复锻炼，减少废用所致的骨质疏松。

三、 老年骨质疏松患者的护理

1. 心理护理

（1）多与老年人交谈，明确老年人忧虑的根源，指导老年人穿宽松上衣掩盖形体的改变，也可以穿背部有条纹或者其他修饰的衣服改变人的视觉效果。

（2）强调老年人在资历、学识或人格方面的优势，使其认识到个人的力量，增强自信心，逐渐适应形象的改变。

2. 防治措施

（1）一级预防：强化全民健康教育，增强防治意识。

（2）二级预防：加强防跌、防碰等措施，积极预防骨折。

（3）三级预防：对患有严重骨质疏松症或已骨折者进行积极、有效的综合治疗，并进行各种康复训练，最大限度地改善功能状态，提高生活质量。

3. 预防并发症

（1）尽量避免弯腰、负重等行为，防止跌倒和损伤。

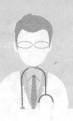

（2）选择舒适防滑的平底鞋。

（3）对已发生骨折的老年人，2 h 翻身一次，防止压疮的发生。

（4）指导进行有效呼吸和咳嗽的训练，定期检查防止并发症。

四、 老年骨质疏松患者的用药

老年骨质疏松患者的用药主要以补充钙及维生素 D 为原则，包括以下几点：

（1）维生素 D 能增加肠道对钙、磷的吸收，坚持每日 2 次，每次 0.25 μg，或每日 1 次 0.5 μg 口服。

（2）老人钙片、碳酸钙、乳酸钙、氯化钙等是老人补钙的重要药物，是骨质疏松症最重要的补钙方法之一。

（3）药物治疗要在医生的指导下服用，切不可擅自服用。老人应定期去医院检查骨骼，以了解自身健康。

五、 老年骨质疏松患者的饮食

饮食宜合理搭配，摄食含钙、磷和维生素 D 的食物，如牛奶、豆制品、肉类、鱼虾等，戒烟限酒。同时，还应注意饮食的四忌：

（1）一忌：高蛋白质食物。

（2）二忌：高含盐量饮食。

（3）三忌：吃过多的糖。

（4）四忌：经常喝咖啡。

六、 老年骨质疏松患者的运动

骨质疏松症患者需运动，运动可锻炼肌肉，保护骨骼。老年患者可适当选择以下几项运动。

（1）力量训练：水中行走等力量运动，可增强肌肉力量，防止骨质疏松。

（2）负重的有氧运动：散步、爬楼梯等负重运动可锻炼双腿的骨骼，减少骨质流失。

（3）柔韧性训练：柔韧运动可使身体保持平衡，防止摔倒；但少做大幅度的运动，如弯腰、跑步等。

七、老年骨质疏松患者的康复

1. 坚持功能锻炼，以利骨折愈合

（1）伤后3～5 d，在医生指导下做功能锻炼，包括四肢运动、呼吸练习、背肌练习，全过程注意保持脊柱固定，避免前屈和旋转。

（2）伤后3～4周，可增加腰背肌伸展运动。

（3）伤后2～3个月可起床活动，注意避免脊柱前屈的姿势和动作。

（4）恢复期可坐位做脊柱后伸、侧屈、旋转等主动运动。

（5）适当参加体育锻炼，循序渐进增加运动量，常做载重式的运动，如慢跑、骑自行车等。

2. 防跌倒、防意外伤害

骨质疏松严重者，即使轻微的外力也会导致骨折，甚至自身肌肉的牵引力，也会导致椎体压缩性骨折。因此，应加强安全教育，告知老年人注意腰肌及脊柱的保护，防止脊柱压缩性骨折。如发生腰椎压缩性骨折，应立即去医院就诊，绝对卧硬板床，身体不能做扭曲旋转运动，防止外伤性截瘫。

3. 补充钙质

（1）多晒太阳有利于钙的吸收和利用，但要注意保暖。

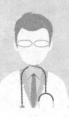

（2）补充含钙丰富的食物，如豆制品，牛奶等。

（3）选择健康的生活方式，戒烟戒酒，戒饮浓茶，少喝咖啡和可乐。

（4）已绝经妇女在医生指导下服用少量雌激素，遵医嘱服维生素 D 和钙剂。

（5）老年人慎用利尿剂、异烟肼、泼尼松等药物。

第三节　阿尔茨海默病

一、阿尔茨海默病简介

阿尔茨海默病（AD）是一种原因不明、表现为智力与认知功能减退和行为及人格改变的进行性退行性神经系统疾病，是老年痴呆的一种最常见的形式。

二、阿尔茨海默病治疗

药物治疗原则包括治疗 AD 的基本症状、减缓 AD 的进展速度。

三、阿尔茨海默病患者的护理

1. 日常生活护理

（1）仔细评估老年人生活自理能力，给予适当的生活护理。

（2）不断给予老年人精神安慰和生活调养，丰富生活内容。

（3）组织锻炼，反复进行记忆力、计算能力、手工操作、语言沟通等训练，提高生活自理能力和生活质量，延缓阿尔茨海默病的进程。

2. 记忆障碍患者的护理

记忆不只是认知的过程，它与情感交流过程也密切相关，愉快回忆持续刺激可以使其记忆再生。

3. 行为异常的护理

（1）应尽量避免一切应激原，病房环境应尽量按老年人原有的生活习惯设置，使其感受到家庭氛围。

（2）了解老年人过去的生活习惯和喜好，尽量满足其需要。

（3）在护理过程中，尽量鼓励老人自己完成任务，可使老人易于配合，减少激越行为。

（4）在有激越行为的患者中，通过转移患者注意力，可有效减少激越行为的发生。但不能用禁止、命令语言，更不能在患者存在激越行为时将其制动或反锁在屋内，这样会增加患者的心理压力使病情加重。

4. 心理护理

（1）阿尔茨海默病患者大多伴有不同程度的精神症性心理活动异常。因此，应鼓励患者与家人、亲友交往，以减少患者的孤独感。

（2）有幻觉症，特别是思维偏激、固执，有迫害妄想症的患者对这类患者除给予语言抚慰外，应采取暗示和诱导等方法转移其注意力。

（3）尊重患者，理解患者且态度诚恳，尽量满足其合理的要求，不能满足的应耐心解释，切忌用伤害感情或损害患者自尊心的语言与患者交谈。

（4）应主动与患者交谈，要有足够的耐心，说话缓慢、句子简短，如果患者一次没有听懂，可以重复 2～3 遍，直到患者明白为止。

四、 阿尔茨海默病患者的饮食

（1）减少饱和脂肪酸和反式脂肪酸摄入。

（2）蔬菜、豆类（黄豆、豌豆、扁豆）、水果和全麦应作为主要食物。

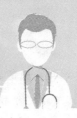

（3）每天可食用坚果以补充维生素 E；食用新鲜蔬菜和水果以补充维生素 B$_{12}$；在医生指下补充铁元素。

（4）避免使用含铝的炊具、抗酸药、发酵粉或其他产品。

五、 阿尔茨海默病患者的运动

（1）早期患者：病情较轻，有一定的生活自理能力及自控能力，可适当参加一些户外活动，如慢跑、打太极拳、爬山、划船、健身操、打门球等。这些运动有助于扩张血管，提升大脑供氧量，患者在锻炼的同时还能结交朋友，增强社会适应能力。

（2）中期患者：远、近记忆严重受损，出现时间、地点定向障碍，可由家属陪伴进行散步、简易手指操等幅度较小的活动。

（3）晚期患者：活动能力明显降低甚至卧床，常会导致全身各系统功能紊乱。这时应"以静制动"，在照护者的帮助下进行关节活动、翻身、按摩等被动训练，预防肌肉萎缩，减少压疮的发生。关节活动顺序为先大关节、后小关节，幅度由小到大，循序渐进，以达到完全屈曲、伸直，每日 1～2 次，每次每关节活动 3～5 下。

六、 阿尔茨海默病患者的康复

1. 健脑转指操

患者经常练习这套转指操，有助于集中注意力，开发弱势脑，平衡左右脑，改善心智，增加身体的协调性。具体锻炼方法如下。

（1）两手手心相对、指尖相触、搭成棚状。

（2）两个大拇指向前轮转 20 圈，再向后轮转 20 圈，回到原位；两个食指向前轮转 20 圈，再向后轮转 20 圈，回到原位（见图 6-2）。

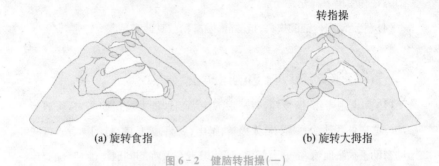

(a) 旋转食指　　　　　　　　(b) 旋转大拇指

图 6-2　健脑转指操（一）

（4）拇指、食指、中指、无名指、小指依次在掌心按摩、画圈（见图 6-3）。

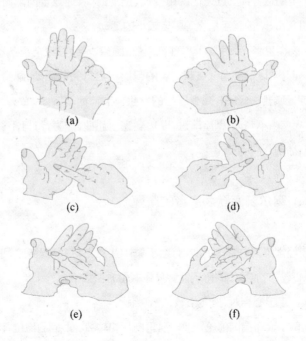

(a)　　　　　　　　(b)

(c)　　　　　　　　(d)

(e)　　　　　　　　(f)

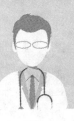

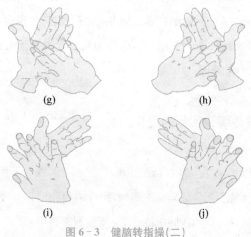

(g)　　　　　　　　　　(h)

(i)　　　　　　　　　　(j)

图 6 - 3　健脑转指操(二)

2. 指鼻指眼

　　家属握住患者的一只手掌,并拍打其手心,患者用另一只手的食指按鼻尖,其余四指握拳。家属拍打患者手掌的同时,发出"眼""耳""口""鼻"等指令,除喊"鼻子"时患者手指不动之外,下其余指令的瞬间,患者要迅速将食指指向相应部位。此项游戏对训练早期患者的反应、判断能力有一定帮助。

3. 按摩、敲膝

　　患者左手手心紧按左膝头,右手握拳搁在右膝头。家属喊"开始"后,患者左手沿大腿前后摩擦,同时右拳上下敲打膝头。当双手逐渐适应各自动作后,家属可喊一声"换",要求左右手突然变换动作。此举可训练患者的协调、变化能力。

第四节　睡眠障碍和行为退化

一、睡眠障碍和行为退化简介

　　睡眠障碍是指睡眠一觉醒过程中表现出来的睡眠量及睡眠质的异常或

199

在睡眠时发生某些临床症状,如睡眠减少或睡眠过多、梦游症。行动退化是指人类运动系统衰老的一种生理变化,在退化过程中还伴随着病理性的改变而发展成为行动障碍。

二、 睡眠障碍和行为退化的治疗

1. 睡眠障碍

(1) 一般治疗:包括养成良好的睡眠、卫生习惯,去除干扰因素,进行睡眠锻炼,停用可能引起睡眠障碍的药物,治疗内科和精神神经科疾患(如心衰、内分泌疾病、抑郁症、夜间肌痉挛等)及睡眠障碍性疾病。肌松剂[如乙哌立松(妙纳)、异舒睡、左旋多巴等]对缓解夜间肌痉挛有效。

(2) 失眠的治疗:

① 药物治疗:约60%的失眠患者需要长期或偶尔服用安眠药物;

② 非药物治疗:治疗失眠最重要的是消除导致失眠的各种因素,如消除心理紧张、改变睡眠环境、避免睡前服用影响睡眠的食物或药物、保持睡眠觉醒规律。

2. 行动退化

采用适宜的力量训练来增加神经刺激,从而减缓行动退化。

三、 睡眠障碍和行为退化的护理

1. 睡眠障碍

(1) 药物指导:

① 根据患者睡眠障碍型遵医嘱给予辅助睡眠的药物,谨慎使用安眠药;

② 镇静剂可帮助睡眠,但也存在许多不良反应,如易在体内储积和产

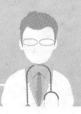

生依赖,还可导致抑制呼吸,降低血压,影响胃肠道蠕动和意识活动等,因此医护人员应告知患者及家属用药注意事项;

③ 若患者需要用某些药物治疗其他疾病时应尽量减少药物对睡眠的影响。如利尿剂、中枢神经兴奋剂等尽量放在早餐后服用以避免因多饮排尿或精神过度兴奋而影响睡眠质量。

(2) 心理护理:认真倾听患者心声,感受其内心的痛苦、不安和苦恼,给予充分的理解、同情,并设法帮助解决其面临的困难,使患者有依赖感和安全感,与其建立起相互信任的关系。为老人提供支持、理解和相关的指导,帮助老年人以新的生活内容充实退休后生活,培养新的兴趣,学习新的知识。

(3) 建立良好的睡眠习惯,如睡前散步、沐浴、热水泡脚等。

(4) 指导患者采取合适的睡姿,以舒适为宜。

2. 行动退化

(1) 创造有利于康复的环境:

① 24 h 有人看护;

② 去除环境中的危险物品;

③ 合理应用颜色布置建筑空间,以增强患者的定位和定向能力;

④ 环境由安静逐渐过渡到正常生活环境。

(2) 注重心理护理,关心患者,耐心讲解相关知识,使患者树立战胜疾病的信心。

(3) 交谈和治疗时尽可能站在患者患侧,将患者急需和喜欢的物品放在患者患侧。

(4) 阅读时,可在书上放上颜色鲜艳的规尺或让患者用手摸着书的边缘,用手指沿行间移动。

(5) 针对不同的认知功能障碍采取相应的护理措施,指导患者进行一些简单的家务劳动。

四、 睡眠障碍和行为退化的治疗

安眠药物的使用应遵循短期、间断、小量开始、逐渐撤药的原则。安眠药物分短效、中效和长效 3 种制剂。短效制剂易成瘾、撤药易反跳,只宜短期应用于入睡困难者;长效制剂抑制呼吸较强,白天残留作用较明显,故中效制剂更安全。长期用药者在停用安眠药后可继续接受卡马西平、普萘洛尔、抗抑郁药物治疗,以防戒断反应。

五、 睡眠障碍和行为退化患者的饮食

指导患者合理饮食,晚餐不宜过饱或过饥;避免睡前喝咖啡、浓茶;禁烟禁酒,睡前饮热牛奶,有利于入睡。

六、 睡眠障碍和行为退化患者的运动

1. 睡眠障碍

(1) 指导老年人坚持参加力所能及的体育锻炼,如散步、慢跑、爬楼梯、打太极拳、做保健操、家务劳动及社会交往等,适当增加白天的活动,充实生活。

(2) 限制白天睡眠时间,最多不宜超过 1 h,同时注意缩短卧床时间,以保证夜间睡眠质量。

(3) 锻炼时间应选择在 16:00～17:00 或 21:00 以前,每次约 30 min,切忌睡前剧烈活动。

2. 行动退化

(1) 老年人要选择合适的运动,掌握恰当的活动强度和时间。

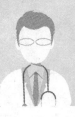

（2）散步是最简单、最适合的活动方式，此外还有慢跑、跳舞、游泳、爬楼梯、拳操与气功等。

七、睡眠障碍和行为退化患者的康复

1. 睡眠障碍

（1）指导老年人养成良好的行为和生活方式，向老人讲解睡眠障碍的原因、性质，介绍有关睡眠的相关知识。

（2）进行心理健康保健知识教育，提高老年人对环境和社会的适应能力，积极配合治疗，做到遇事不惊、遇挫不怒、心宽体健。

2. 行动退化

（1）建立稳定的活动常规，让患者坚持锻炼。

（2）耐心并轻声地向患者提问和下命令，等候他们缓慢、审慎的回答。

（3）练习应从简单到复杂。可将整个练习分解为若干部分，先一小部分一小部分地训练，成功后逐步联合。

（4）利用视、听、触、嗅和运动等多种感觉输入来配合训练，或采用代偿方法。

（5）智力训练与记忆训练紧密结合在一起。

（6）将认知康复训练与日常生活相结合，督导患者持之以恒地坚持训练，营造积极的生活氛围，还可根据患者的功能状况组织集体活动。

第五节　老年抑郁症

一、老年抑郁症简介

老年抑郁症是指年龄在 55 或 60 岁以上的抑郁症患者，也可以是指首

次起病年龄在 55 或 60 岁之上的抑郁症患者。抑郁症的发生可能与遗传、大脑解剖结构和病理改变、生化和社会心理等因素有关。

二、 老年抑郁症患者的治疗

（1）药物治疗：抑郁发作治疗药物可选择三环类抗抑郁剂；选择性 5 - 羟色胺再摄取抑制剂，如有氟西汀、帕罗西汀、氟伏沙明等；其他新型抗抑郁剂，如文拉法新、米氮平和曲唑酮等。

（2）心理治疗：抗抑郁剂合并心理治疗属于治标又治本的方法，疗效远远高于单用抗抑郁剂或心理治疗。

三、 老年抑郁症患者的护理

（1）保持情绪稳定：耐心倾听，鼓励患者诉说内心苦闷，告知患者安心、平静、乐观是取得良好效果的重要因素。

（2）坚持学习：坚持学习，进行脑力锻炼，可以提高老年人的心理活动，特别是记忆力和智力。坚持学习是延缓和推迟衰老的重要措施。

（3）培养兴趣爱好：选择自己喜欢的轻体力活动，如散步、慢跑、练气功或打太极拳等。此外，老年人还可以通过养鸟、养鱼、种花等来填补生活上的空白，增添生活的情趣，使自己精神有所寄托。

（4）保持良好的人际关系：保持良好的人际关系，互敬互助，心情舒畅，有益于心理健康。

四、 老年抑郁症患者的饮食

（1）抑郁症饮食疗法之五大水果：香蕉、葡萄柚、樱桃、鳄梨和龙眼。

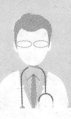

（2）抑郁症饮食疗法之五大食品：深海鱼、鸡肉、全麦面包、低脂牛奶、碳水化合物。

（3）抑郁症饮食疗法之五大蔬菜：马铃薯、大蒜、南瓜、金针菜和菠菜。

（4）抑郁症饮食疗法之五大粥：养心安神粥、远志枣仁粥、首乌桑葚粥、莲子百合粥和莲子芡实粥。

（5）抑郁症饮食疗法之五大茶：茉莉花茶、洛神花茶、百合菊花茶、绿茶和玫瑰花茶。

五、 老年抑郁症患者的运动

运动不仅指体力运动，也指脑力运动。患者可根据自己的体质和兴趣，有选择地、有规律地进行运动，如跑步、打球、爬山、太极拳等体力运动，下棋、打牌等脑力运动。适当进行脑力运动能延缓大脑功能和记忆力的衰退，保持思维能力和精力。

六、 老年抑郁症患者的康复

（1）确立生存意义。

（2）加强人际交往。

（3）家庭和社会的关心。

（4）修养德行。

（5）调和七情六欲。

下篇　操作指导

第一节　翻身拍背

一、目的

（1）协助不能自行移动的患者更换卧位，减轻局部组织压力，预防并发症。

（2）对不能有效咳嗽的患者进行拍背，促进痰液排出，保持呼吸道通畅。

二、注意事项

（1）翻身时，注意患者的保暖，要采取正确的舒适体位。

（2）检查床单位是否牢固，注意安全，注意保护皮肤，避免拖拉患者。

（3）翻身拍背时，应注意患者的病情变化，如有不适应立即停止操作。

（4）注意翻身拍背应在餐前1 h或餐后2 h进行。

三、流程

翻身拍背操作流程，如图6-4所示。

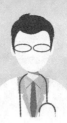

评估患者年龄,病情,体重,意识状态,心理状态,配合程度,肢体活动能力,自理能力,皮肤状况

↓

固定床脚刹车,妥善处理各种管路

↓

采取舒适体位,告知患者,做好准备

↓

翻身时,根据病情需要,先将患者仰卧,双手放于腹部,双腿弯曲,将患者轻轻抬起移向床的一侧,然后将患者躯干保持水平,再向对侧翻身,摆放在舒适体位

↓

扣背时,将手指合拢呈杯状,依靠手腕的力量,适度拍打,均匀有节律地叩击患者背部,避开腰部、脊椎及伤口部位,由下至上,由外侧至中央,反复进行 5~10 min,然后嘱患者深吸气后用力咳嗽将痰排出

↓

扣背完毕,将垫枕置于背部

↓

采取舒适体位,整理床单位

图 6-4　翻身拍背操作流程

第二节　防跌倒的护理流程

一、目的

为了避免和减少老年人发生跌倒,防范老年人行动不便应采取应对措施。

二、 注意事项

（1）加强宣教，提高危机意识，反复对患者及家属进行预防跌倒的安全宣教，让患者及家属了解跌倒的危害性；指导患者穿防滑鞋。

（2）保持环境整洁，干燥，地面有水及时擦掉，满足患者需求。

（3）指导用药，注意药物不良反应，严格遵守安全用药原则；住院期间严禁自服用药；对合并有多种慢性疾病类，避免因用药导致药物不良反应叠加。

三、 流程

防跌倒的操作流程，如图6-5所示。

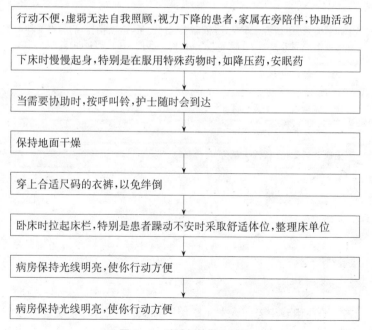

行动不便，虚弱无法自我照顾，视力下降的患者，家属在旁陪伴，协助活动

下床时慢慢起身，特别是在服用特殊药物时，如降压药，安眠药

当需要协助时，按呼叫铃，护士随时会到达

保持地面干燥

穿上合适尺码的衣裤，以免绊倒

卧床时拉起床栏，特别是患者躁动不安时采取舒适体位，整理床单位

病房保持光线明亮，使你行动方便

病房保持光线明亮，使你行动方便

图6-5 防跌倒的操作流程

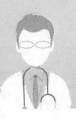

第三节　防烫伤的护理

一、目的

指导患者及家属了解生活中存在的安全隐患和可能发生的意外伤害。

二、注意事项

（1）寒冷季节使用热水袋时，热水袋用毛巾包裹，以手摸上去不烫为宜，注意热水袋盖一定要拧紧，经检查无误才能使用。

（2）洗澡时，应先放冷水，再放热水，结束时先关热水再关冷水。

（3）将可能造成烫伤的危险物品移开或采取防护措施，如热水瓶不要放在桌子上，或地上，要放置在规定的地方。

（4）使用热水袋的患者要经常检查热水袋与皮肤接触部位皮肤情况。

三、流程

防烫伤的操作流程，如图6-6所示。

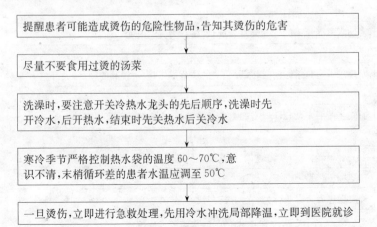

提醒患者可能造成烫伤的危险性物品，告知其烫伤的危害

尽量不要食用过烫的汤菜

洗澡时，要注意开关冷热水龙头的先后顺序，洗澡时先
开冷水，后开热水，结束时先关热水后关冷水

寒冷季节严格控制热水袋的温度60～70℃，意
识不清，末梢循环差的患者水温应调至50℃

一旦烫伤，立即进行急救处理，先用冷水冲洗局部降温，立即到医院就诊

图6-6　防烫伤的操作流程

第四节　防自杀的护理

一、目的

阻止可能导致致命结局的行为。

二、注意事项

(1) 注意患者的精神状况,做好心理疏导,尽量避免患者独处。

(2) 将锐利的物品,如刀、剪刀、玻璃、绳子等放置在指定位置,必要时上锁。

(3) 关好门窗,煤气,天然气等。

(4) 将各种药物保存好,特别是精神类药物(精神毒麻药物和抗抑郁药)。

(5) 备有急救用品,若发生意外立刻拨打"112"急救电话,同时自己可简单处理伤口,如用纱布包裹伤口压迫止血等。

三、流程

防自杀的操作流程,如图 6-7 所示。

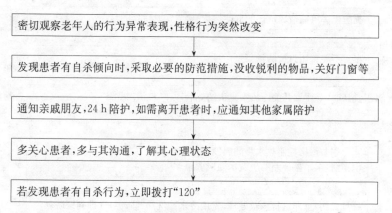

图 6-7　防自杀的操作流程

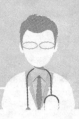

第五节 防走失手圈的使用

一、目的

它是用于防止失能失智老人走失的一款信息手环。

二、注意事项

(1) 患者佩戴时注意松紧适宜舒适。

(2) 注意经常查看佩戴情况,如取下来应及时佩戴。

(3) 注意手圈上面信息齐全,字迹清晰。内容包括:老人的姓名、年龄、家址、亲人联系方式。

(4) 同时制作一张小卡片,用别针挂在胸前。

三、流程

防走失手圈的使用流程,如图 6-8 所示。

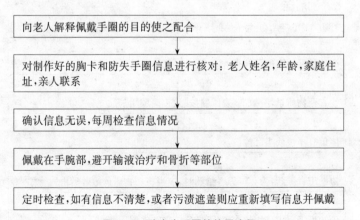

图 6-8 防走失手圈的使用流程

第六节　口服药物

一、目的

通过口服给药，达到减轻症状、治疗疾病、维持正常生理功能的目的。

二、注意事项

（1）服药宜用白开水，不可用饮料、茶水代替。

（2）注意用药后的反应，让患者熟悉掌握所服药物的作用、不良反应和药物服用的特殊要求。

（3）服用刺激性或异味较重的药物时，可根据药物性质将药物溶于水，用吸水管饮服，服用后应多饮水。对每次服用药物种类较多的老年人，要协助其分次吞服以免发生误咽和呛咳。

（4）重视老年人的依从性：叮嘱患者及家属按时、按量服药。

三、流程

口服药物流程，如图 6-9 所示。

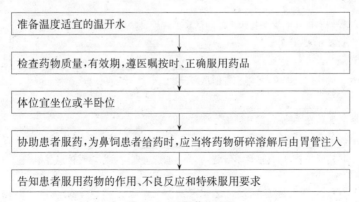

图 6-9　口服药物流程

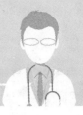

第七节　老人如厕护理

一、目的

指导和协助行动不便的老人排便、排尿，保证老人安全。

二、注意事项

（1）合适的如厕环境：环境独立、舒适、安静、隐蔽。

（2）老人如厕时，动作要慢，快速地蹲下和站起易引起头晕，因此宜选用马桶。还需在马桶周围安装把手和呼叫器，便于老人起坐。

（3）卫生间最好干湿分离，摆设尽量简单。保持地面干燥清洁，同时还应配有防滑垫，如厕的老人最好使用防滑底拖鞋。

（4）老人用厕时不插门，防止出现问题可以及时抢救。

（5）排便要谨慎：高血压患者有便秘时，排便时不可太用力，可适当使用通便药物。此外，男性最好不要站立排尿，且排尿动作要慢，不可用力。

三、流程

老人如厕护理流程，如图 6 - 10 所示。

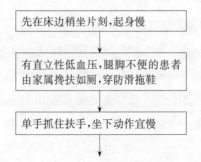

先在床边稍坐片刻，起身慢

↓

有直立性低血压，腿脚不便的患者由家属搀扶如厕，穿防滑拖鞋

↓

单手抓住扶手，坐下动作宜慢

↓

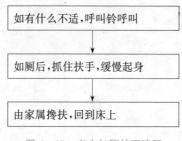

图 6 - 10　老人如厕护理流程

第八节　失禁老人的臀部清洁

一、目的

帮助失禁老人清洁臀部,去除污物及异味,预防皮肤浸渍、侵蚀和感染;增加老人的舒适度,维护老人的自尊。

二、注意事项

(1) 关闭门窗,调节室温,预防老人受凉。

(2) 注意遮挡,保护老人隐私。

(3) 动作轻柔,避免过度擦拭和洗涤。

(4) 避免使用酸碱度为碱性的皂类或清洁剂。

(5) 避免使用烤灯或吹风机烘干皮肤。

(6) 至少每两小时检查一次排泄情况,如使用利尿、肌松药及尿道/肛周松弛患者尽量保持半小时检查一次,发现排便后应立即清洁。

(7) 清洁水温控制在 37～45℃,避免过烫,损伤皮肤。

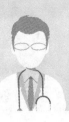

三、 流程

失禁老人的臀部清洁流程,如图 6-11 所示。

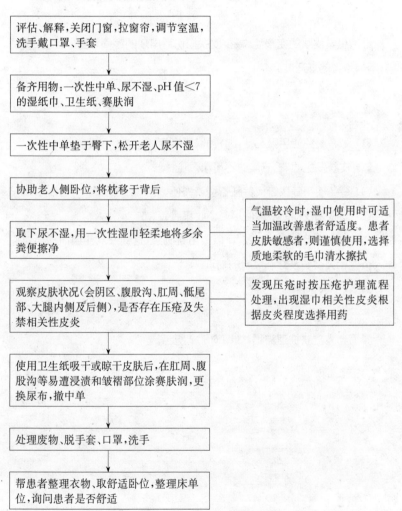

图 6-11 失禁老人的臀部清洁流程

第九节 腹泻老人皮肤护理流程

一、目的

维护患者皮肤的完整性,减少皮肤损伤后出现的疼痛,避免发生二次感染;增加患者的舒适度。

二、注意事项

(1) 患者避免使用吸湿剂,如甘油、尿素等。

(2) 皮肤发生湿疹、感染时不可涂凡士林。

(3) 避免使用导尿管代替肛管引流粪便。

(4) 皮肤未受损前考虑使用粪便收集装置。

(5) 如果使用直肠管无效,可以改用直肠袋,这些产品使用前需要对操作人员做相关受伤及穿孔风险的培训。

三、流程

腹泻老人皮肤护理流程,如图 6-12 所示。

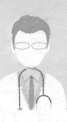

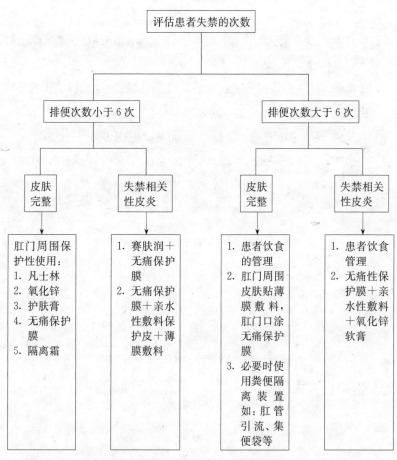

图 6-12 腹泻老人皮肤护理流程

参考文献

[1] 杨青敏. 四季常见病的预防与护理[M]. 上海:上海科学技术文献出版社,2016.

[2] 杨青敏. 慢性病病人的家庭护理及保健[M]. 上海:上海科学技术文献出版社,2016.

[3] 尤黎明,吴瑛. 内科护理学[M]. 5版. 北京:人民卫生出版社,2012.

[4] 李小寒,尚少梅. 基础护理学[M]. 5版. 北京:人民卫生出版社,2012.

[5] 化前珍. 老年护理学[M]. 3版. 北京:人民卫生出版社,2012.